Die schönsten Babymassagen

Inhalt

Warum Babymassage? ... 4

Herkunft und Überlieferung der Babymassage ... 6
Unsere Lebensrhythmen ... 7
Babys ticken anders ... 8
Babymassage vertieft die Bindung von Eltern und Kind ... 9
Viele gute Ratschläge ... 10
Die Körpersprache des Babys – was will es Ihnen sagen? ... 12
Auf Babys Signale reagieren ... 13
Was bedeutet »Berührung mit Respekt«®? ... 18
Förderung der Entwicklung ... 20
Selbstbewusstsein und Selbstwertgefühl ... 23
Reime, Spiel und Spaß: Für die Sinne ... 24

Schatzinseln im Alltag ... 26

Schatzinseln für Väter ... 28
Schatzinseln für Mütter ... 31
Schatzinseln für die Partnerschaft ... 32
Schatzinseln für Kinder ... 35
Reime, Spiel und Spaß: Tierische Geschichten ... 36

Massagevorbereitungen ... 38

Einstieg in die Babymassage ... 40
Die Babymassage vorbereiten ... 42
Welches Massageöl ist geeignet? ... 43
Rituale und Massagen ... 46
Körperkontakt und Lageveränderung während der Massagen ... 47
Babymassage zu Hause oder im Kurs? ... 48

Liebevolle Babymassage 50

Anordnung und Reihenfolge der Massagen 52

Massagen zwischendurch 53

Massagen an Beinen und Füßen 54

Massagen für den Bauch 59

Einfühlsame Brustmassagen 62

Massagen an Armen und Händen 64

Massagen fürs Gesicht 69

Rückenmassagen 72

Mit sanften Übungen die Entwicklung fördern 75

Reime, Spiel und Spaß: Witziges für Gesicht und Rücken 78

Heilende Unterstützung durch Massagen 80

Möglichkeiten und Grenzen der Massage 83

Was ist Berührungsentspannung? 84

Berührungsempfindlichkeit 85

Desorientierung 86

Unwohlsein und Krankheit 88

Koliken begegnen 90

Massage für Babys in Ausnahmesituationen 92

Besonderheit Schreibabys 93

Impressum 96

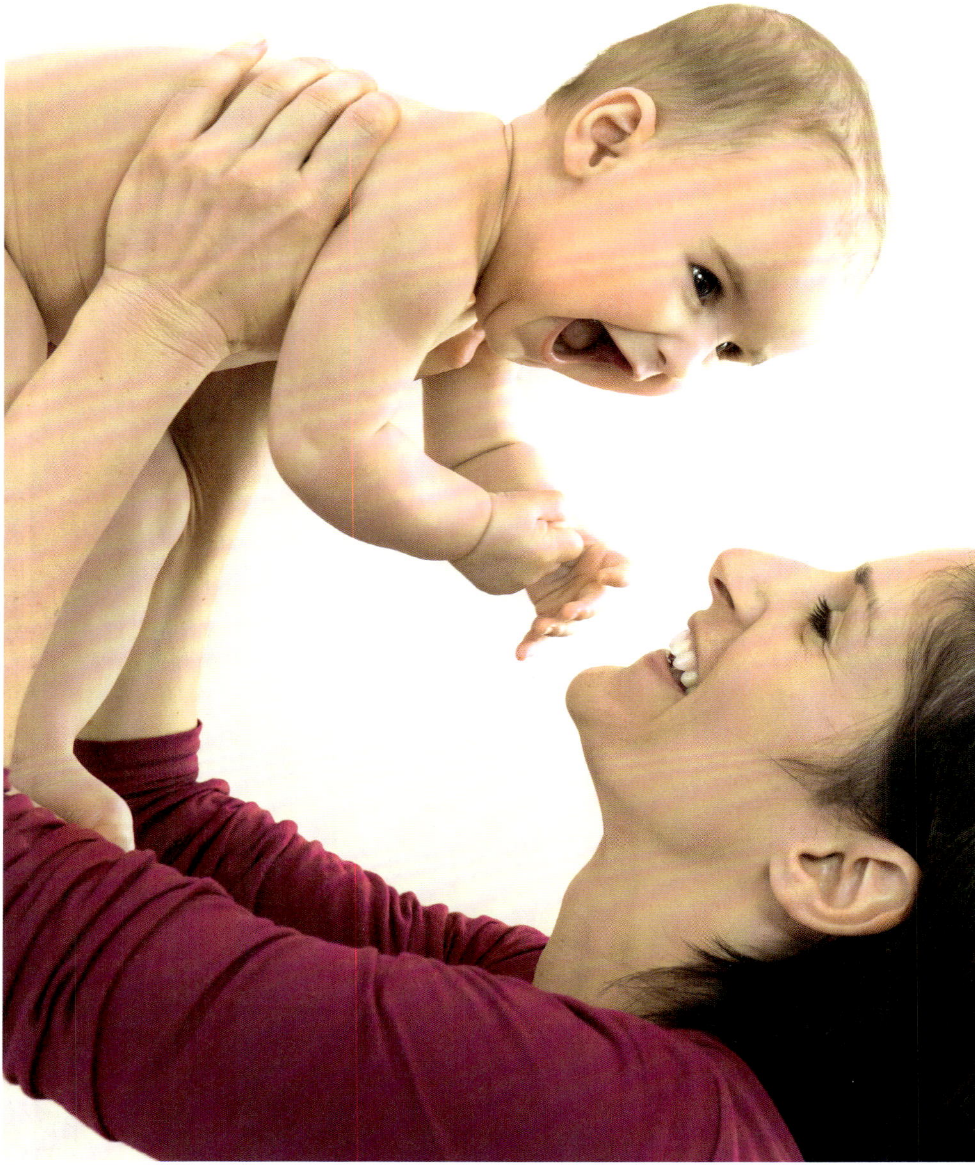

Warum Babymassage?

Zu unserem Menschsein gehört das Bedürfnis, angenommen, respektiert, geliebt und berührt zu werden. Liebevolle Berührungen sind genauso wichtig wie Nahrung und Schutz. Ganz besonders Neugeborene sind darauf angewiesen.

BABYMASSAGE GIBT URVERTRAUEN

Berührt, gestreichelt und massiert zu werden ist für das Kind genauso wichtig wie Minerale, Vitamine und Proteine, meinte der französische Arzt und Geburtshelfer Frédérick Leboyer.

Er machte die sanfte Geburt und die Babymassage in Europa bekannt. Seitdem ist ein Bewusstsein dafür gewachsen, dass der Weg zu körperlichem, geistigem und seelischem Wachstum erst frei wird, wenn die Bedürfnisse nach liebevoller Berührung und nach Nahrung gestillt sind. Die Babymassage erfüllt diese Bedürfnisse und gibt dem Kind Geborgenheit und Selbstvertrauen. Erst dann kann ein Kind lernen, die Welt entdecken und seinen Platz darin finden.

Herkunft und Überlieferung der Babymassage

Die Babymassage ist aus dem uralten instinktiven Wissen der Mütter um ihre eigenen Bedürfnisse wie auch um die Bedürfnisse ihrer Babys gewachsen. Dies war für das Überleben der Gemeinschaft wichtig und wird deshalb von alters her in vielen Kulturen bis heute gepflegt.

DIE TRADITIONELLE INDISCHE BABYMASSAGE

Die wohl bekannteste Art ist die indische Babymassage nach Frédérick Leboyer. Der französische Frauenarzt erlebte diesen Umgang mit Neugeborenen in Indien oft als Lichtblick inmitten bitterster Armut. Indische Mütter verstehen die Babymassage als eine Kunst, die sie von Generation zu Generation an ihre Töchter weitergeben. Sie wollen ihren Babys damit helfen, die Ängste der Geburt zu verarbeiten, auf dieser Welt anzukommen und sie als angenehmen, liebevollen Ort zu erleben.

Die tägliche Massage mit vorwiegend entspannenden Massagetechniken ist hier eben nicht nur eine Technik, sondern ein Ritual, das die Wertschätzung für das neue Leben zum Ausdruck bringt. »All die hässlichen Seiten dieser Stadt und der Straßen, durch die ich gegangen war, verschwanden plötzlich. Es gab nur noch Licht und diese Liebe«, schreibt Leboyer angesichts der indischen Babymassage. Zwar gibt es im industriell hochentwickelten Europa keine Slums, wohl aber andere menschliche Probleme, die aus der einseitigen Überbewertung von Wissenschaft, Technik und materiellem Wohlstand herrühren. Wir verdanken Leboyer die Aufmerksamkeit für das instinktive Wissen um die seelische und körperliche Gesundheit des Menschen, das vor der Industrialisierung wohl auch bei uns viel mehr verbreitet war.

Leboyer brachte die natürliche Geburt und die Babymassage nach Europa.

Unsere Lebensrhythmen

Entspannung und Anspannung, Tag und Nacht, Hell und Dunkel, Systole und Diastole, die beiden Phasen der Herzpumpe, Ausatmen und Einatmen – all das bestimmt den Rhythmus unseres Lebens. Außerdem sind wir in übergeordnete natürliche Zyklen, wie zum Beispiel in die Jahreszeiten und Mondphasen, eingebettet. Sie geben den Takt für unser Leben vor. Und wenn wir im Einklang mit unserer Umwelt schwingen, fühlen wir uns wohl, gesund und ausgeglichen. Das gilt für große und ganz kleine Menschen gleichermaßen.

Zusätzlich bestimmen auch kulturelle und gesellschaftlich übliche Rhythmen unseren Alltag: Feiertage, Werktage und Wochenenden, geregelte und ungeregelte Arbeitszeiten, Schichtarbeit, Kitaöffnungszeiten, Schulferien und, und, und. Viele verschiedene Terminpläne sind je nach Familienkonstellation unter einen Hut zu bringen – eine wahrlich schwierige Herausforderung für die Eltern, besonders, wenn sie noch für ein Baby zu sorgen haben, das es mit den gesellschaftlich bestimmten Rhythmen gar nicht so genau nimmt und seine eigenen erst finden muss. Sind Sie sehr gestresst, helfen ein-

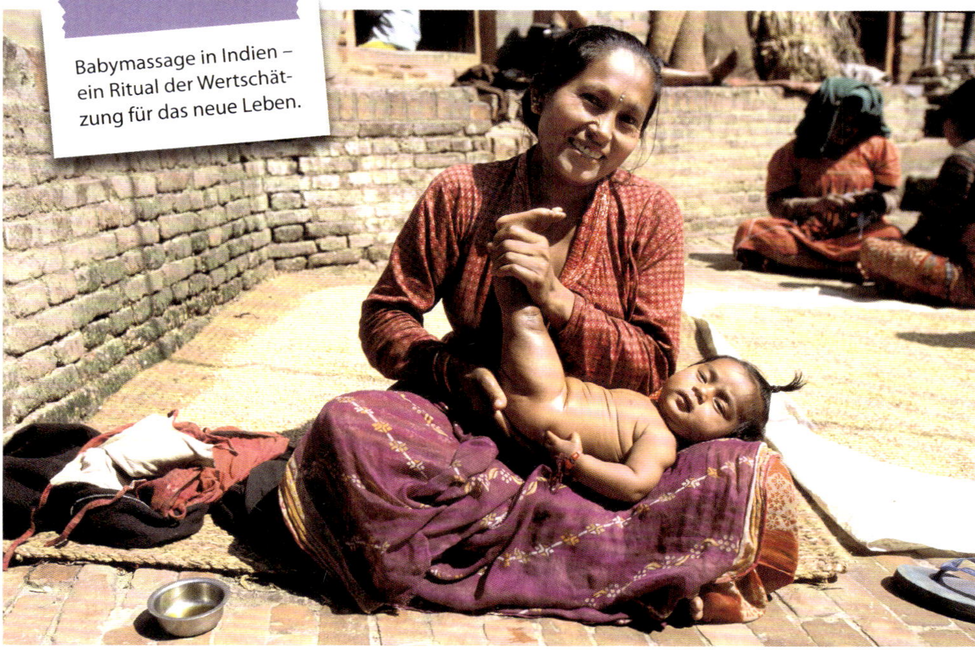

Babymassage in Indien – ein Ritual der Wertschätzung für das neue Leben.

fache Atemübungen zum Entspannen, zum Beispiel die Atemübung für Eltern auf Seite 11.

Babys ticken anders

Sie haben ein starkes Kind, wenn es seinen eigenen natürlichen Rhythmen folgt, auch wenn das eine Belastungsprobe für das Umfeld sein kann. Schauen Sie, inwieweit Sie Ihren Tagesablauf an den Babyrhythmus anpassen können. Nicht selten profitiert die ganze Familie von einem »weniger ist mehr«, also einer Zeiteinteilung, die mehr terminfreie, ungeplante Zeiträume zulässt.
Andere Kinder brauchen eine Weile, um ihren Rhythmus zu finden, von Anspannung zur Entspannung, um vom Stress auf Ruhe umzuschalten, um die Erlebnisse des Tages zu verdauen, den Stillrhythmus ihren Bedürfnissen anzupassen oder ohne Schwierigkeiten einzuschlafen.

Bis zur Geburt gaben der Herzschlag der Mutter, ihre Bewegungen und ihr Atemzyklus den Takt vor. Auch die ständige Berührung und feste Umhüllung im Mutterleib gaben Halt und Orientierung.

Das alles ist nach der Geburt plötzlich weg, sobald das Baby allein ist. Allein sein bedeutet für das Baby, ohne Halt, das heißt ohne Berührung zu sein. Massage kann helfen, dem Baby Sicherheit und Geborgenheit zu geben. Schon wenige Minuten ungeteilter Aufmerksamkeit wirken harmonisierend. Mit der Massage bewusst Ruhepunkte im Tagesverlauf zu setzen schützt das Baby vor Überreizung. Außerdem schaffen Sie für sich selber und die ganze Familie eine entspannte Wohlfühlatmosphäre.

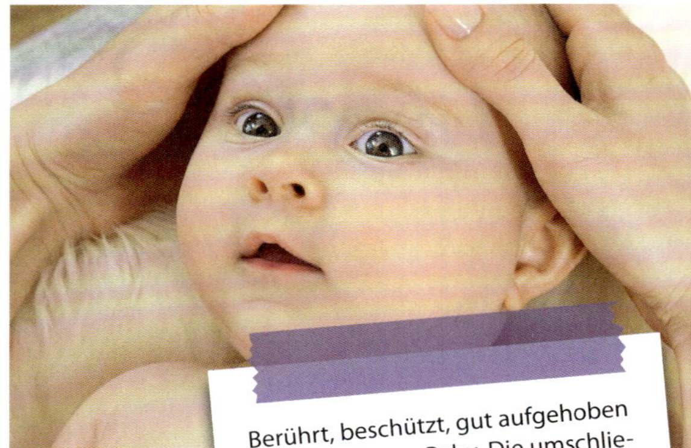

Berührt, beschützt, gut aufgehoben fühlt sich dieses Baby. Die umschließende Handhaltung seiner Mama gibt ihm Geborgenheit.

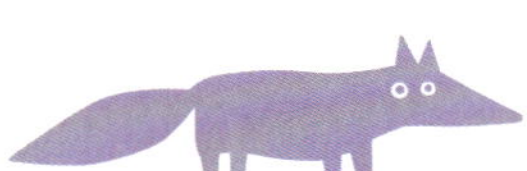

Fast die ganze Menschheitsgeschichte hindurch hätte es für ein Baby Lebensgefahr bedeutet, allein zu sein. Dieses biologische Programm wirkt bis heute. Ein Neugeborenes kann nicht wahrnehmen, dass es nicht allein ist. Auch wenn die Mutter lediglich in der anderen Zimmerecke steht, erlebt es Momente höchster Anspannung und Existenzangst. Deshalb weint manch ein Baby, sobald es abgelegt wird. Streicheln wir es, drücken es fest an uns oder nehmen es auf den Arm, setzt meist die Entspannung ein. Das Weinen ist kein »Tricksen«, das Baby fühlt so und äußert es ehrlich und unmissverständlich. Je nachdem, wie weit Ihr Kind sich bereits angepasst hat, sind diese Verhaltensweisen mehr oder weniger ausgeprägt. Auch hier ist es wieder eine wahre Kunst für die Eltern, einen Weg zum Wohle der ganzen Familie zu finden. Feste Bezugspunkte im Alltag wirken haltgebend, stabilisierend und entspannend, aber nur in einem Klima von gegenseitigem Respekt.

Babymassage vertieft die Bindung von Eltern und Kind

Schon das Neugeborene sucht von seinem ersten Moment auf der Welt an Kontakt. Von Anfang an nimmt es die Reaktion seiner Umwelt auf seinen Blick, auf sein erstes Weinen wahr. Dieses Bedürfnis nach Kontakt wird »Bindung« genannt. Die Bindung zwischen Eltern und Kind entsteht nicht von selbst. Sie ist das Zusammenspiel vieler einzelner Elemente, das sich zwischen Eltern und Kind wie ein Tanz vollzieht. Dieses Geben und Nehmen kann ein Anschauen und Lächeln sein, ein kurzes Finger- oder Greifspiel, ein kleiner Reim oder eine Liedzeile.

ELEMENTE DER ELTERN-KIND-BINDUNG

Zu den wesentlichsten Elementen zählen der Körper- und Blickkontakt, Geruch, Stimme, Sprache, Gestik und Mimik. Außerdem sind zuverlässige Fürsorge, Hormone, Wärme und Nahrung wichtig.

Die wichtigste Eigenschaft von uns Menschen ist die Fähigkeit, Beziehungen zu anderen Menschen aufzubauen und sie zu erhalten.

Während der ersten gemeinsamen Zeit lernen die Eltern, die Signale ihres Kindes zu deuten. Gleichzeitig lernt das Baby, dass seine Signale und Bedürfnisse Beachtung finden.
Die »Bindungstheorie« des englischen Psychoanalytikers John Bowlby geht davon aus, dass Bindung eines der elementaren Lebensbedürfnisse der Menschen ist, gleichrangig mit der Nahrungsaufnahme. Eine sogenannte sichere Bindung entsteht zu einigen wenigen Menschen, die sich dem Kind verlässlich, verständnisvoll und einfühlsam zuwenden. Dies ist die Voraussetzung dafür, dass es Vertrauen zum Erwachsenen gewinnt, zu sich selbst und zu seiner Umwelt. In dieser Beziehung ist die positive Wirkung der Babymassage nicht zu unterschätzen. Wenn Sie also Ihrem Baby über die Massage positiven Körperkontakt schenken, geben Sie ihm einen sehr wichtigen Baustein für seine Fähigkeit, beglückende Beziehungen einzugehen. Schon jetzt, im frühen Säuglingsalter, bestärken Sie Ihr Kind darin, das zu tun oder zu lassen, wonach ihm zumute ist, sodass es später schlechte Erfahrungen überwinden oder seine Abneigung zu etwas äußern kann.

Was ein Baby braucht

... ist mit sechsmal Z gut zu merken:
Zärtlichkeit
Zuneigung
Zeit
Zuverlässigkeit
Zuhören
Zurückziehen lassen

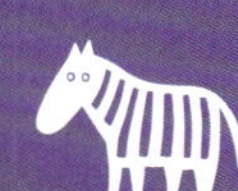

BLICKKONTAKT UND GERUCH

So wie wir Erwachsenen beim Flirten als erste Signale unsere Blicke schweifen lassen, bis sie bei dem Menschen hängen bleiben, den wir besonders mögen, oder wie bei einem verliebten Pärchen, das seine Augen nicht voneinander lassen kann, funktioniert auch beim Baby und seinen Eltern Blickkontakt als Bindungssignal. Dazu kommt der Geruchssinn. Die Redensart »jemanden gut riechen zu können« oder »jemanden nicht riechen können« beschreibt sehr eindrucksvoll die Bedeutung des Geruchs bei der Bindungsaufnahme. Auch die Partnersuche funktioniert ja bekanntlich auf der Basis dieser »Lockstoffe«, ob uns das nun bewusst ist oder nicht. Der Geruch des eigenen Babys lässt Eltern oft dahinschmelzen, und umgekehrt erkennt Ihr Baby Sie von Anfang an an Ihrem Geruch.

Viele gute Ratschläge

Wer kennt sie nicht, wohlmeinende Verwandte und Freunde, hellhörige Nachbarn, die Empfehlung von Kinderarzt und Hebamme, dazu Tipps aus Zeitschriften und Internet. Alle haben aus ihrer Sicht Recht, obwohl oft jeder etwas anderes sagt und sich die Meinungen zu widersprechen scheinen. Zugang zu vielen Informationen zu haben macht es nicht immer leichter. Nicht selten erleben sich die Eltern angesichts so vieler guter Ratschläge als völlig blockiert für die eigene innere Stimme.

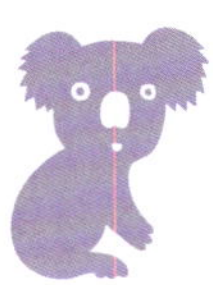

ELTERN SIND EXPERTEN FÜR IHR KIND

Machen Sie sich bewusst: Sie allein bringen Ihr Kind sicher durch den Tag. Sie haben die Kompetenz dafür und tragen die Verantwortung. Und dabei dürfen Sie sich viel zutrauen. Verlassen Sie sich auf Ihre Intuition. Kinder nehmen sehr genau wahr, ob ihre Eltern in Übereinstimmung mit diesem inneren Wissen handeln oder nicht.

»Glaube nichts, egal wo du es liest,
wer es gesagt hat,
auch nicht, wenn ich es sage.
Es sei denn, es stimmt
mit dir und deinem eigenen
Menschenverstand überein.«

Buddha

Klare Kommunikation

Klare Kommunikation beginnt damit, die eigenen Gefühle wahrzunehmen und dazu zu stehen. Es ist heilsam, unseren Kindern dies vorzuleben – manchmal lernen wir es jedoch von unseren Babys und Kindern. Ist es nicht gut, solch kompetente Familienmitglieder zu haben? Im Umgang mit ihnen werden wir vor manche Fragen an uns selbst gestellt. Versuchen wir ehrliche Antworten zu geben und echte Gefühle zu zeigen.

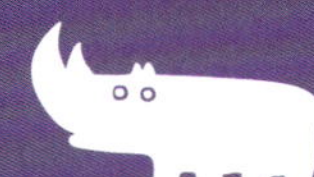

Hoch schlagen die Wellen der Emotionen, wenn ein Kind geboren wurde. Für Sie als Eltern sind das meist unbeschreibliche Glücksmomente, aber es gibt auch die dunklen Seiten. Schlafmangel, Erschöpfung, Unsicherheit, Gereiztheit oder eine angespannte Familienatmosphäre können das gegenseitige Kennenlernen sehr erschweren.

Selbst zwischen »großen« Leuten, die sich alle mit Worten ausdrücken können, kann Kommunikation zuweilen recht schwierig sein. Da kann uns das Schreien eines Babys verunsichern, zumal es uns nicht mit Worten sagen kann, was es in diesem Augenblick gerade braucht.

Nehmen Sie sich Zeit, erst einmal tief durchzuatmen, denn vor dem Reden kommt das Verstehen. Kaum jemanden von uns lässt Babygeschrei kalt. Es berührt uns und weckt mitunter auch unbewusste Erinnerungen an eigene schmerzliche Erfahrungen. Das gilt es als Erstes zu verstehen, anzunehmen und zu respektieren. Denn erst wenn unsere eigenen Emotionen frei fließen können, sind wir selber frei, die eines anderen Menschen wahrzunehmen.

Fazit: Zuerst sind Sie Experte oder Expertin für sich selbst und danach erst für Ihr Baby.

Babys spüren wie kein anderer, ob wir ehrlich mit unseren Gefühlen umgehen oder ob wir uns nur anpassen oder gut benehmen wollen. Weil sie sich noch so sehr eins mit ihrer Mama fühlen und ihre eigenen Grenzen erst kennenlernen müssen, drücken sie oft ehrlich und lautstark aus, was sich ein Erwachsener nicht traut. Die achtsame Haltung, die Sie bei der Babymassage sich selber und dem Baby gegenüber einnehmen müssen, hilft Ihnen, Stresssituationen zu durchschauen. Nicht umsonst rieten unsere Großmütter, wenn alles drunter und drüber

Atemübungen für Eltern

Die verbundene Bauchatmung eignet sich auch gut zur Einstimmung vor jeder Babymassage. Wenn Sie ganz in Ihrer Mitte sind, können Sie Ihr Baby besser wahrnehmen. Schweißbildung, Körpergeruch und Hauttemperatur ändern sich je nachdem, wie entspannt, aufgeregt oder aktiv Sie sind. Das alles spürt Ihr Kind auch.

- Lenken Sie Ihre Aufmerksamkeit auf Ihren eigenen Atem und werden Sie ruhig.
- Atmen Sie durch die Nase tief in den Unterbauch. Beobachten Sie, wie sich der Bauch beim Einatmen vorwölbt und beim Ausatmen wieder abflacht. Schweifen Ihre Gedanken ab, dann bringen Sie sie wieder zur Beobachtung Ihres Atems zurück.
- Atmen Sie wenige Minuten ohne Pause durch die Nase ein und aus. Diese Übung bringt Sie wieder in Ihre eigene Mitte.
- Üben Sie anfangs regelmäßig ein- bis zweimal täglich für einige Minuten und schauen Sie, wie sich das anfühlt. Danach nach Bedarf anwenden.

ging, dazu: »Erst einmal tief durchatmen – und dann sehen wir weiter.«
In dieser Lebensweisheit steckt mehr als ein Körnchen Wahrheit; denn je entspannter die Eltern sind, desto ausgeglichener ist das Baby. Einfache Atemübungen helfen Stress abzubauen. Sie können sich damit kurz aus dem Geschehen herausnehmen und die Situation mit Abstand betrachten. Ihr Baby kann sich auch nur in dem Maße entspannen, wenn Sie selber nicht unter Stress stehen.

Die Körpersprache des Babys – Was will es Ihnen sagen?

Zum Glück sind Babys mit der Fähigkeit geboren, uns mitzuteilen, was sie brauchen und was nicht. Wir Erwachsenen sind in der Lage, die Signale von Neugeborenen verstehen zu lernen. Wenn die Babymassage zu einem Wohlfühlerlebnis für Eltern und Kind werden soll, ist es wichtig, die Körpersprache des Babys richtig deuten zu lernen. Dieser intensive Austausch, wie ihn die Babymassage bietet, ermöglicht ein viel schnelleres Kennenlernen als bei einem distanzierteren Erziehungsstil, und es ist sehr beglückend für Eltern und Baby, diese Nähe zu ihrem Kind zu spüren.
Die Kontaktaufnahmesignale sind von Kind zu Kind sehr unterschiedlich ausgeprägt. Sie sind auch abhängig von Ihrer ganz individuellen Sprache, die Sie füreinander haben und die sich permanent weiterentwickelt. Einige Signale sind jedoch bei vielen Babys ähnlich, wenn sie zeigen, dass sie Kontakt suchen. Im Kasten Kontaktaufnahmesignale auf Seite 14 finden Sie eine Aufstellung.

Möchte Ihr Baby Kontakt aufnehmen, ist es auch bereit für eine Massage.

Der beste Zeitpunkt für eine Massage ist ein ruhiger aufmerksamer Zustand. Haben Sie durch einige dieser Signale die Zustimmung Ihres Babys zur Massage bekommen, beobachten Sie während der Anwendung aufmerksam, was es dazu zu sagen hat. Die vielen neuen Berührungsreize fordern es geradezu heraus, sich zu äußern. Seine Körpersprache verfeinert sich immer mehr und wird vielfältiger. Ihr Baby wird Ihnen mitteilen, welche Massagegriffe es mag und welche nicht, ob es schneller, langsamer, fester oder zärtlicher zugehen soll, ob jetzt vielleicht ein anderes Bedürfnis wichtiger ist oder es vielmehr seine Ruhe braucht.

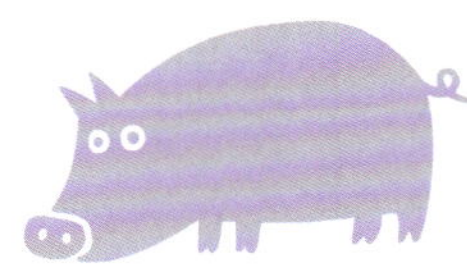

Bewusstseinszustände des Babys

- Tiefschlaf
- REM-Schlaf (Traumschlaf)
- Aufwachend verträumt
- Ruhig aufmerksam – ideal zum Lernen und für die Babymassage
- Wach erzählend – das Baby beschäftigt sich zufrieden mit sich selbst
- Unruhig, ein Bedürfnis anmeldend
- Das Baby weint

SO ZEIGT IHR BABY, DASS ES SICH ZURÜCKZIEHEN MÖCHTE

Ebenso wie es seine Bereitschaft zu Kontakt signalisiert, zeigt Ihr Baby auch ganz deutlich seinen Rückzug an: etwa, wenn es genug Massageeinheiten bekommen hat, vielleicht müde ist oder andere Bedürfnisse Vorrang haben.
Wenn es dem Baby nicht gelingt, sich zu beruhigen und den Rückzug anzutreten, gerät es nicht selten aus der Balance und kann sich nicht anders helfen, als laut zu weinen. Spätestens bei diesem verzweifelten Zeichen sollten Sie die Massage abbrechen. Auf Seite 14 finden Sie eine Übersicht mit gängigen Verhaltensweisen eines Babys.

Auf Babys Signale reagieren

Auf Seite 14 werden Sie etliche Beispiele für die Körpersprache unserer Jüngsten kennenlernen, vielleicht mit Ihrem eigenen Kind vergleichen oder möglicherweise etwas anderes entdecken. Natürlich können die Aufzählungen in diesem Buch die Vielfalt des Lebens nicht vollständig wiedergeben. Wie reagieren Sie auf die Signale Ihres Kindes?

SPIEGELN UND NACHAHMEN

Meist ahmen wir mit unseren Reaktionen unbewusst die Mimik und Körpersprache unseres Babys nach, runzeln die Stirn, lächeln oder reißen den Mund auf. Dieses »Spiegeln« ist ein Zeichen dafür, dass Sie die Gefühle und Signale Ihres Babys nachempfinden können. Je häufiger dies stattfindet, desto besser lernen Sie sich gegenseitig kennen. Nach drei, vier Monaten funken und empfangen Eltern und Kind auf derselben Wellenlänge. Schritt für Schritt haben Sie sich dann aufeinander eingespielt oder besser gesagt »eingespiegelt«: Das Spiegeln beschert sowohl den Eltern als auch den Kindern Lernfortschritte.
Sie lernen allmählich, zeitnah auf das Weinen des Babys zu reagieren und seine Gefühle ernst zu nehmen. Das versteht ein Kind auch ohne Worte.

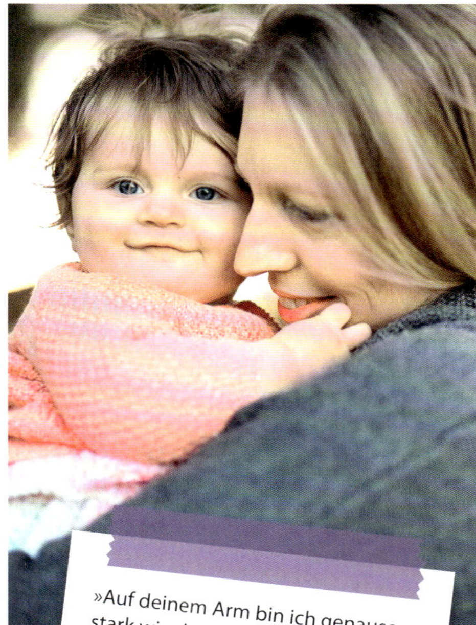

»Auf deinem Arm bin ich genauso stark wie du«, sagen Babys glücklich strahlende Augen.

Je besser Sie Ihr Baby und seine Signale kennen, desto weniger muss es sein lautestes Signal, das Weinen, einsetzen.

So zeigen Babys, dass sie Kontakt aufnehmen möchten:

Einfach zu deuten

Ihr Baby

- schaut Sie an
- hält in seinen Bewegungen inne
- dreht den Kopf zu Ihnen
- lächelt, schmatzt oder gluckst
- brabbelt, erzählt
- antwortet Ihnen mit Strampeln, munteren Arm- oder anderen Körperbewegungen
- macht ein »Ooh-Gesicht«, bei dem es einen runden Mund macht und die Lippen O-förmig schürzt

Nicht so einfach zu deuten

Ihr Baby

- macht fließende Bewegungen der Arme und Beine
- hat entspannte Gliedmaßen und leicht geöffnete Hände
- führt die Handflächen zur Mittellinie des Körpers
- hat entspannte Schultern, die nicht zum Nacken hochgezogen sind
- macht leuchtende, große Augen
- hat einen lebhaften Gesichtsausdruck
- hebt das Köpfchen

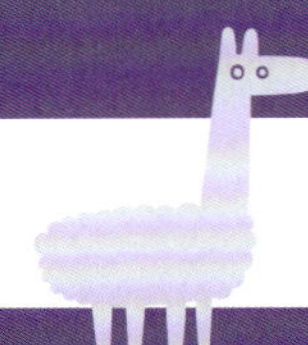

So zeigen Babys, dass sie sich zurückziehen möchten:

Einfach zu deuten

Ihr Baby

- dreht Kopf oder Körper weg
- »meckert« und/oder weint
- windet sich oder tritt
- hustet oder würgt
- spuckt oder erbricht
- überstreckt den Rücken
- schläft ein
- wird blass oder hochrot
- gähnt

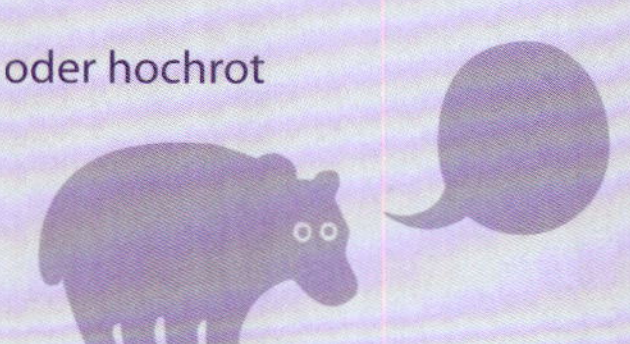

Nicht so einfach zu deuten

Ihr Baby

- bekommt Schluckauf, niest wiederholt
- macht plötzliche steife Bewegungen der Arme und Beine
- starrt auf einen Punkt
- hat glasige Augen, die durch einen Gegenstand hindurchzublicken scheinen
- löst den Blickkontakt
- hält die Arme wie zum Gruß in die Luft
- ballt seine Hände zur Faust oder spreizt die Finger weit auseinander
- wirkt insgesamt schlaff oder erschöpft, lässt z. B. den Mund offen herabhängen

TRÖSTEN UND NÄHE GEBEN

Vom Weinen und Trösten ist in diesem Buch öfter und unter verschiedenen Aspekten die Rede. Bei den meisten Menschen ruft das Weinen eines Babys starke Gefühle hervor.
Weinen erleichtert, es hilft uns Spannungen abzubauen, und besonders hilfreich ist dabei, wenn wir das Mitgefühl eines lieben Menschen haben oder sogar liebevoll im Arm gehalten werden. Das empfinden große und auch kleine Leute gleichermaßen. Manchmal finden wir oder auch der Kinderarzt eine aktuelle Ursache des Weinens einfach nicht heraus.
Es kommt vor, dass Zuhören, Nähe und Mitgefühl geben das Einzige ist, was wir tun können, um unser Kind durch diese Krise zu begleiten. Und dabei geht es auch um uns selbst.

Die Art, wie und wann wir auf das Weinen eines Babys reagieren, ist wichtig für sein Selbstwertgefühl, sein Vertrauen in die Welt und dafür, wie es zwischenmenschliche Beziehungen erlebt und gestaltet – kurz: für seine seelische und soziale Gesundheit.

Rückblende auf die eigene Kindheit

Schauen wir doch einmal zurück. Wie war es, wenn wir selbst weinen mussten und getröstet wurden? Sehr häufig hörten wir: »Es ist doch nicht so schlimm.« Aber: War dies wirklich ein Trost? Wie fühlte sich das an, wenn jemand anderer etwas über Ihre ureigensten Gefühle sagte, was gar nicht stimmt? Bevor Ihnen ein »Es ist doch nicht so schlimm« über die Lippen kommt, halten Sie einen Moment inne und ersetzen den Satz durch:

»Du darfst so lange weinen, bis es wieder gut ist. Ich bin bei dir.«

Wenn es wirklich nicht so schlimm ist und das Baby sich nur Ihres Mitgefühls versichern will, werden Sie sehr bald Ruhe haben, ohne diese mit Manipulation zu erzwingen.

Gibt es einen Trick?

Manche Eltern fragen, ob es bei der Babymassage einen Trick gibt, mit dem man weinende Babys zur Ruhe bringen kann. Leider gibt es keinen Trick, um ein Baby auf Knopfdruck ruhigzustellen. Das Geheimnis liegt in der Fähigkeit sich einzufühlen, die Gefühle des Babys zu respektieren und selber Ruhe und Halt auszustrahlen. Das alles können wir während der Babymassage hervorragend üben.

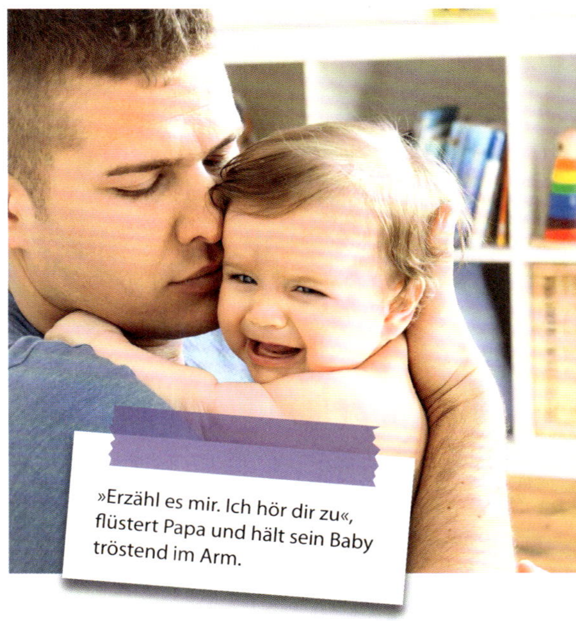

»Erzähl es mir. Ich hör dir zu«, flüstert Papa und hält sein Baby tröstend im Arm.

WOHLTUENDE, ACHTSAME BERÜHRUNG

Warum sind Streicheleinheiten so wichtig? Kinder, die viel einfühlsame Zuwendung und ungeteilte Aufmerksamkeit erfahren, sich richtig an Liebe sättigen können, werden kooperativer handeln als solche, die sich der Liebe und zuverlässigen Reaktion auf ihre Signale nie ganz sicher sein konnten. Letztere brauchen und kosten viel Kraft, weil sie oft quengeln, laut weinen, klammern, streiten oder gar ernsthaft krank werden.

Kinder, die ihr Bedürfnis nach viel körperlicher Nähe als Babys voll ausleben durften, werden häufig schneller unabhängig und selbstständig.

Die »Kuscheldosis«, die jedes Kind braucht, ist individuell verschieden. Aber am meisten brauchen Kinder die Nähe und ständige Präsenz der Eltern, wenn sie noch sehr klein sind. Auch für die Eltern ist diese intensive Zeit wichtig. Sie geht schneller vorbei, als man denkt, und lässt sich schwer nachholen. Haben wir diese Zeit ausgiebig genossen, können wir unsere Kinder leichter loslassen, wenn sie später auf eigene Entdeckungsreisen gehen – in der Nachbarschaft, auf Klassenfahrt, ins Auslandsjahr oder überhaupt in die selbstbestimmte Unabhängigkeit des Erwachsenenlebens.

»VERWÖHNEN« IST NICHT GLEICH VERWÖHNEN

Die Angst davor, dass wir unsere Babys »verwöhnen« könnten, indem wir zu schnell auf die kindlichen Signale reagieren und uns dem Baby zuwenden, war in unserer Eltern- und Großelterngeneration weit verbreitet. Entsprechende Bemerkungen aus Ihrem Umfeld kennen Sie vielleicht? Lassen Sie sich nicht verunsichern, sondern vertrauen Sie Ihrem Bauchgefühl oder Ihrer inneren Stimme. Sie sind die Experten für sich und Ihr Baby, Sie gestalten Ihre Familienbeziehungen unter den heutigen Bedingungen und nach dem heutigen Kenntnisstand und bereiten Ihr Kind auf die Lebenserfordernisse der heutigen Zeit vor.

Gerade in einer Welt des Wohlstands, der schnell wechselnden Angebote und Möglichkeiten sowie der digitalen Medien wird es immer wichtiger, sich der eigenen Bedürfnisse bewusst zu sein.

Die Babyuhr

Babys haben ein anderes Zeitgefühl als Erwachsene. Schon wenige Minuten Weinen erscheinen ihnen wie eine Ewigkeit, und sie fühlen sich mutterseelenallein. Um das nachzuvollziehen, versetzen Sie sich in Ihre eigene Kindheit: Wie lange das immer dauerte, bis wieder Weihnachten war oder Geburtstag! Und wie empfinden wir das heute? Wie schnell gehen die Tage, Wochen oder Jahre dahin? Bedenken Sie: Das Zeitempfinden Ihres Babys ist ganz anders als Ihr eigenes.

SO FINDEN BABYS IHR INNERES GLEICHGEWICHT

So findet Ihr Baby seine Mitte:
- Hände und/oder Füße gehen zueinander.
- Die Hand geht zum Mund.
- Es lutscht am Daumen.

So sucht Ihr Baby nach Halt:
- Das Baby lehnt sich an oder sucht Körperkontakt.
- Es robbt zum Bettrand und sucht Halt.

Auf diese Weise zieht Ihr Baby sich zurück:
- Das Baby saugt.
- Es löst den Blickkontakt.
- Das Baby schläft ein.

So können Sie Ihr Baby in diesem Verhalten unterstützen und bestärken:
- Unterstützen Sie sein Bemühen, Hände und/oder Füße zusammenzuführen, dadurch fühlt sich Ihr Baby verstanden.
- Bestrafen Sie es nicht fürs Daumenlutschen, denn aus Babys Sicht ist dies eine sinnvolle und folgerichtige Handlung.
- In den ersten Lebenswochen gibt das Pucken, das feste Einwickeln in eine Babydecke, zusätzlichen Halt auf Mamas oder Papas Arm.
- Richten Sie Babys Schlafplatz eng und gemütlich ein, sodass es ringsum Halt findet, oder schlafen Sie mit Ihrem Baby gemeinsam.
- Halten Sie während der Massage inne und geben Ihrem Baby Zeit, sich selbst zu entdecken beziehungsweise sich selber zu regulieren.

Erlebt ein Baby, dass sein Verhalten verstanden wird, fühlt es sich bei Ihnen sicher und geborgen. Die Kommunikationsbasis stimmt.

Denn darauf beruhen emotional befriedigende Kontakte und die Fähigkeit, eigene Entscheidungen zu treffen. Mit liebevoller Babymassage, die die Gefühle des Babys respektiert, können Sie Ihr Baby nur im positiven Sinne verwöhnen.

Und mit einem zeitnahen Reagieren auf sein Weinen fördern Sie eine klare liebevolle Kommunikation, die Tricksereien überflüssig macht. Wenn Sie Ihrem Kind das Gespür für die eigenen Bedürfnisse schon im Säuglingsalter zugestehen, verankern Sie dieses Gespür fest in seinem ganzen Leben.

DER WEG ZUM INNEREN GLEICHGEWICHT

Eine der wichtigsten ersten Entwicklungsaufgaben des Babys besteht darin, dass es lernt, sein inneres Gleichgewicht zu finden oder wie es in der Fachsprache heißt: sich selbst zu regulieren. Speziell in den ersten drei bis vier Lebensmonaten braucht das Baby dafür noch die Unterstützung seiner Eltern. Sie setzen die

Rahmenbedingungen und entscheiden, ob Sie Ihrem Kind Stimulation bieten oder es vor Reizüberflutung schützen möchten und beobachten Ihr Kind. Respektieren Sie die Rückzugssignale Ihres Babys, denn nur dann hat das Kind die Möglichkeit, seine eigene Balance zwischen Anregung und Entspannung selbst zu finden und auszuprobieren.

Das Baby lernt dann beispielsweise: »Ich kann die Beine anhocken und mich zur Seite drehen, um optischen Reizen zu entgehen.« Auf diese Art kann Ihr Baby ungestört seinen eigenen Ideen nachgehen und seinen Forscherdrang entwickeln. Das sind seine allerersten Entdeckungsreisen. Unterstützen Sie Ihr Baby bei diesen Alleingängen und unterbrechen Sie gegebenenfalls die Massage.

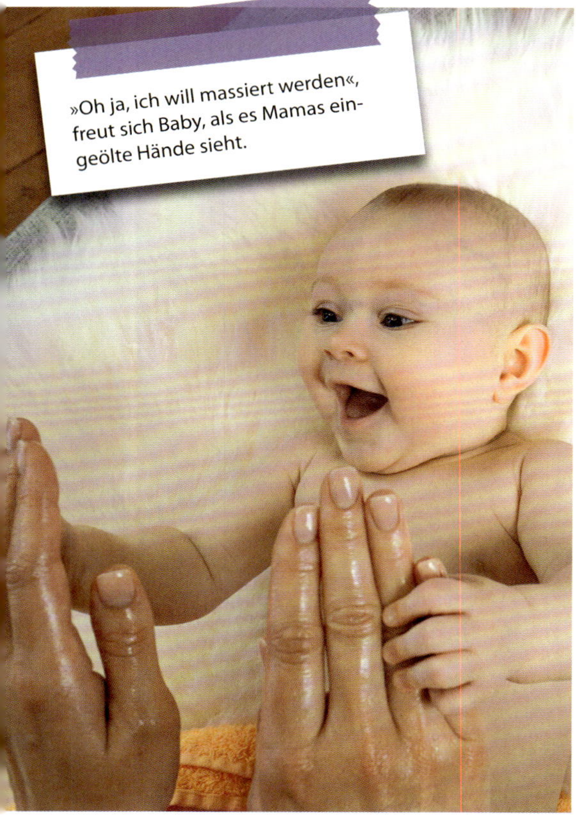

»Oh ja, ich will massiert werden«, freut sich Baby, als es Mamas eingeölte Hände sieht.

Was bedeutet »Berührung mit Respekt«®?

Was können wir mit Berührungen nicht alles ausdrücken? Und in welcher Situation sind bestimmte Berührungen besonders angenehm oder unangenehm? Gehen wir dazu wieder einmal in unsere eigenen Kindheitserinnerungen zurück:

Wie fühlte es sich an, wenn wir rührselige Umarmungen oder gar feuchte Küsschen von wohlmeinenden Tanten über uns ergehen lassen mussten? Oft wurden wir damit überrumpelt, mochten ihr Parfum nicht ... Hatten wir eine Chance, Ja oder Nein zu sagen? Hätten wir uns getraut, dieses gut gemeinte Verhalten abzulehnen?

Machen wir uns klar: Eine Berührung können wir aber nur genießen, wenn

- wir selbst berührt werden möchten,
- wir denjenigen mögen, der uns berühren möchte,
- wir darauf vertrauen können, dass unsere Grenzen respektiert werden; das heißt, dass derjenige aufhört, wenn wir es wünschen.

Auch Ihr Baby setzt seine Grenzen. Aus diesem Grund ist es wichtig zu fragen, ob es überhaupt massiert werden will und die Antwort, die es Ihnen mit seiner Körpersprache gibt, zu respek-

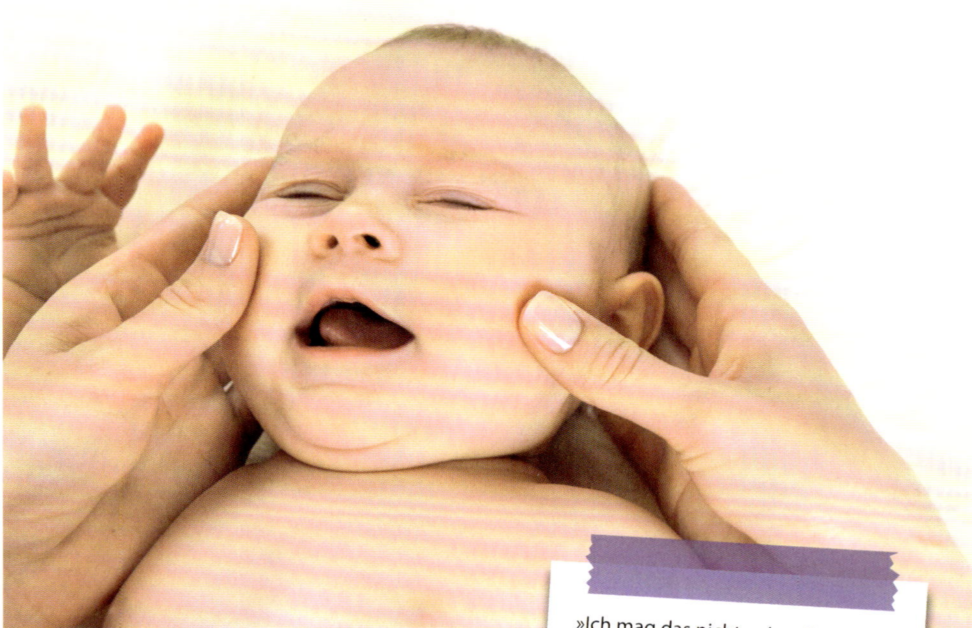

»Ich mag das nicht«, signalisiert das Baby seiner Mama, wenn es nicht massiert werden möchte.

tieren. Genau das meint der Slogan der Deutschen Gesellschaft für Babymassage (DGBM) »Berührung mit Respekt«® als Grundlage für ihr Massagekonzept. Ihre Kurse sind so konzipiert, dass die Bedürfnisse der Babys im Vordergrund stehen und kein Kind zu etwas gezwungen wird, was es gerade nicht mag. Im Kurs geht es darum, die Bedürfnisse Ihres Kindes besser kennenzulernen.

Außerdem lernen Sie auf die Signale Ihres Kindes angemessen zu reagieren, denn auch bei der Massage zu Hause ist es wichtig, die Signale des Babys zu respektieren.

Die Erfahrung, über den eigenen Körper selbst bestimmen zu können, wird auf diese Art tief verinnerlicht. Dadurch wird das Kind langfristig gestärkt und außerdem in die Lage versetzt, sich später gegen Übergriffe zu wehren.

Sie sehen, der Grundstein für Mut wird gleichermaßen mit dem Grundstein für Vertrauen gelegt. Ihr Baby bekommt beides mit diesem kleinen Ritual der Babymassage ganz selbstverständlich mit auf den Lebensweg, und zwar für sein ganzes Leben.

So fragen Sie Ihr Baby um Erlaubnis

Auch wenn es Ihnen vielleicht etwas übertrieben vorkommt, Ihr Kind mit den folgenden Schritten wirklich zu befragen – viele Eltern haben auf diese Weise gelernt, ihr Kind zu verstehen.

- Damit Sie ganz sicher sein können, dass Ihr Kind jetzt die Massage mag, zeigen Sie ihm Ihre flachen Hände oder Sie verreiben außerdem ein wenig Öl zwischen den Händen.
- Halten Sie Ihre Hände in so einem Abstand, dass das Kind Sie gut sehen und eventuell sogar nach Ihren Händen greifen kann. So kann Ihr Baby zeigen, dass es jetzt Kontakt zu Ihnen möchte.
- Fragen Sie es dabei: »Möchtest du jetzt massiert werden?« Dazu ist kein Spiel nötig, da dieser Vorgang ein ganz einfaches Ritual ist, das Ihr Kind sehr schnell verstehen wird.
- Ihr Kind kann Ihnen klar signalisieren, ob es möchte oder nicht. Will es nicht, schaut es vielleicht weg, fängt zu quengeln an oder wird unruhig und bewegt Ihre Hände zur Seite weg.

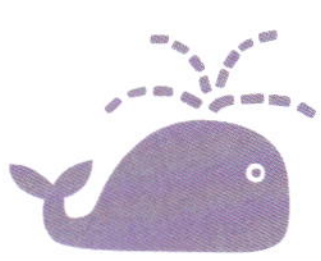

SO UNTERSCHIEDLICH KÖNNEN BERÜHRUNGEN WIRKEN

Obwohl wir alle individuell empfinden, lässt sich allgemein feststellen, wie unterschiedlich Berührungen wahrgenommen werden können.

- Ist Ihr Kind ängstlich und unsicher, wird ihm eher ein fester, bestimmter Griff Halt geben. Auch eine großflächige, umschließende Haltung oder Umarmung gibt Ihrem Kind ein Gefühl der Sicherheit.
- Ist Ihr Kind eher verkrampft oder angespannt, helfen zarte oder vibrierende Massagegriffe.
- Massagegriffe, die vom Körper wegführen, wirken entspannend, während solche, die zum Körper hinführen, eher anregend wirken.
- In kitzeligen Körperregionen werden großflächige, feste Massagegriffe eher als angenehm empfunden als zarte, flüchtige.

Förderung der Entwicklung

Das Baby kommt aus der Schwerelosigkeit des Mutterleibs. Es kann seinen eigenen Körper noch nicht wahrnehmen, ehe es zum ersten Mal berührt wird. Sie als Eltern sind die ersten Kontaktpersonen und können Ihr Kind unterstützen.

DAS BEWUSSTSEIN FÜR DEN EIGENEN KÖRPER ENTDECKEN

Massage ist Körperwahrnehmung und hilft dem Baby, seinen Körper zu erfahren und sich darin wohlzufühlen. Ganz spielerisch lernt und entdeckt das Baby: Wo höre »ich« auf, und wo fängt »nicht ich« an? Und nicht zuletzt kann das Kind aus einer guten Körperwahrnehmung heraus seinen Körper sehr bewusst und gezielt bewegen und koordinieren.

Bitte nicht kitzeln

Wichtig: Vermeiden Sie es bitte unbedingt, Ihr Baby durchzukitzeln – auch wenn es dabei scheinbar lacht. Es ist dem Kitzeln völlig hilflos ausgeliefert, hat keine Chance »Stopp« zu sagen, kann sich überhaupt nicht wehren und wird leicht überstimuliert. Entscheidend ist immer, dass sich Ihr Baby bei der Massage wohlfühlt.

Der Tastsinn entwickelt sich

Schon in den ersten Schwangerschaftsmonaten entwickelt sich als Erstes das Tastempfinden. Über die »berührenden« taktilen Sinnesinformationen erfährt das Baby etwas über die Art und Beschaffenheit seines eigenen Körpers. Indem es lernt, mit den Wahrnehmungen umzugehen, die es über seine Haut macht, lernt es allmählich auch seinen eigenen Leib kennen, denn der Tastsinn befindet sich nicht nur in unseren Fingerspitzen, sondern in der gesamten Hautfläche des Körpers. So lernt das Kind erst im Laufe der Zeit nur über die Berührung, dass ein Händchen, das im Blickfeld erscheint, zu ihm gehört.

Das sind erste Ich-Erfahrungen verbunden mit angenehmen Gefühlen. Der Tastsinn vermittelt dem Baby über Berühren und Berührtwerden den Unterschied zwischen innen und außen, zwischen hart und weich, zwischen weit und eng, warm und kalt, angenehm und unangenehm. Auf diese Weise erfährt das Kind, dass es einen eigenen Körper hat, mit dem es seine Welt »begreifen« kann. Deshalb braucht Ihr Baby in den ersten drei Lebensmonaten viel körperliche Zuwendung über die reine Babypflege hinaus, zum Beispiel die Babymassage.

MIT SINNESREIZEN DIE ENTWICKLUNG DES GEHIRNS ANREGEN

In den ersten drei Lebensjahren werden in rasantem Tempo besonders viele neue Synapsen gebildet. Den Synapsen kommt deshalb eine so hohe Bedeutung zu, weil sie bei der Verarbeitung von Reizen eine wichtige Schaltstelle sind und damit dem Kind helfen, seine Umwelt immer besser zu verstehen. Sein Gehirn speichert Gefühlserfahrungen ab, kann sie sich also merken.

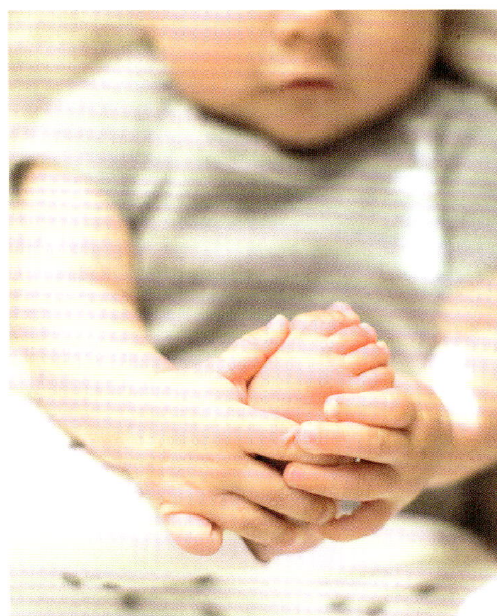

Mit jeder liebevollen Berührung aktivieren Sie Synapsen, das heißt die Bildung neuer Nervenverbindungen.

Zudem fördert der Berührungsreiz die Myelinisierung, das heißt im Ergebnis wird dadurch eine schnelle Reizleitung begünstigt. Mithilfe von Sinnesreizen, die aus Tast- und Bewegungserfahrungen herrühren, werden sinnvolle Nervenverbindungen aufgebaut und in ihrem Wachstum stimuliert.

Nur wenn Reize stattfinden, können sich die einzelnen Fähigkeiten wie Hören, Sprechen, Sehen, Riechen und Fühlen entwickeln. Auch der Wunsch, sich zu bewegen, und das Empfin-

Babys Nahsinne

Über den Berührungs-, Bewegungs-, Geschmacks- und Geruchssinn sowie das Temperaturempfinden können Babys wahrnehmen, dass sie nicht allein sind, und Kontakt zu Bezugspersonen aufnehmen. Im Abstand von 20 bis 30 Zentimetern kann ein Neugeborenes schon scharf sehen. Beim Hören bevorzugt es die hohen Frequenzen und vertraute Geräusche. Etwa zum Ende des dritten Lebensmonats sieht das Baby auch im Fernbereich scharf.

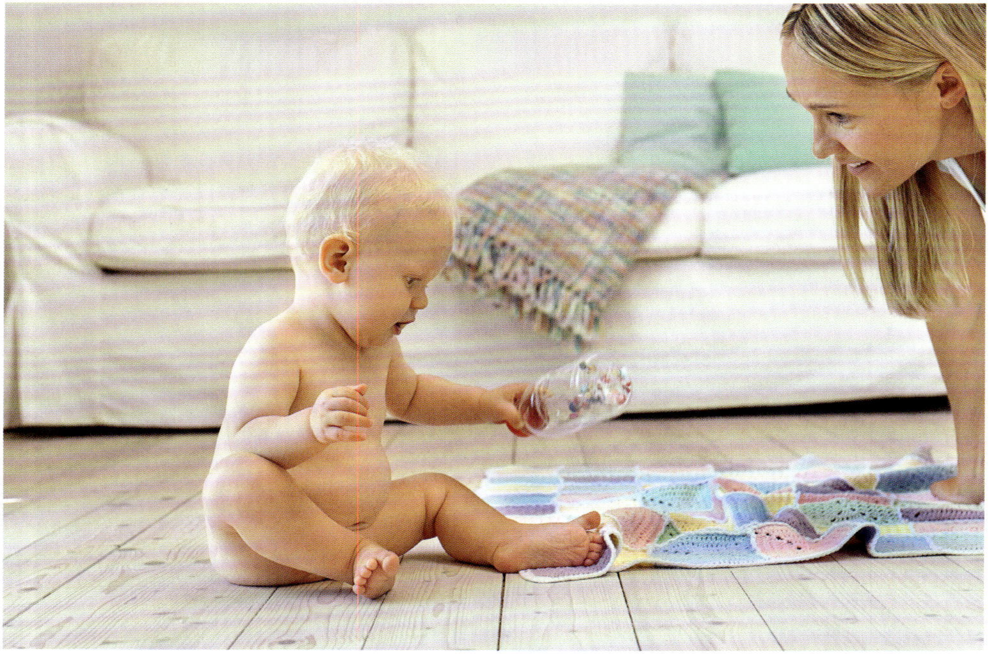

den von Gefühlen werden durch Sinnesreize wie zum Beispiel Berührungen ausgelöst. Finden in bestimmten Bereichen keine oder zu wenige Reize statt, verkümmern die angeborenen Nervenbahnen des Reizleitungssystems, und sie bilden sich zurück.

Verbesserte Körperfunktionen
Indem wir die Gehirn- und Sinnesentwicklung mit wohltuenden Berührungen anregen, nehmen wir auch Einfluss auf die Körperfunktionen – Atmung, Herzschlag, Drüsenfunktionen, hormonelle Regulation, Wachstums- und Stoffwechselprozesse, all dies wird durch die Massagen angeregt und beeinflusst, denn unser Gehirn steuert auch diese Körperfunktionen.

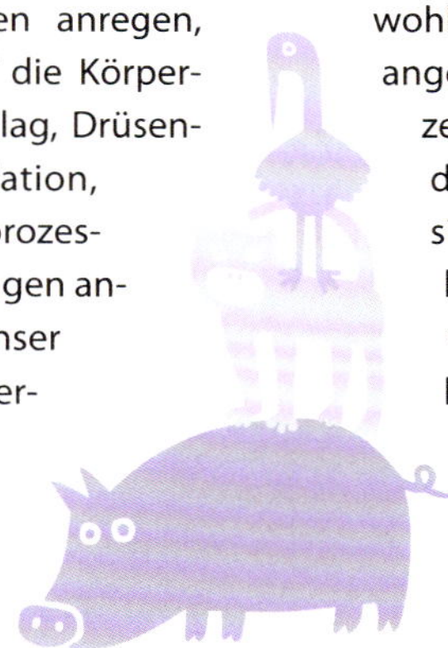

Zeichen der Entspannung
Wenn im Entspannungszustand unter der Massage die Atmung tiefer, der Herzschlag ruhiger und die Muskulatur lockerer wird, wenn sich eine wohlige Wärme im Körper ausbreitet, die Haut rosig und gut durchblutet aussieht und der Bauch hörbare (beim Baby auch mal sichtbare und riechbare!) Signale seiner Aktivität von sich gibt, sind das Zeichen einer guten Entspannung. Berührungen wirken über die sogenannten Reflexzonen auf die Organfunktionen ein. Reflexzonen sind Hautareale, die mit den unterschiedlichsten Körperteilen und Organsystemen gekoppelt sind. Am bekanntesten sind Reflexzonen an Händen und Füßen, aber auch am Rücken und an den Ohren sind sie zu finden. Ist ein Kind, etwa bei Schmerzen in einer bestimmten Körperregion, besonders berührungsempfindlich, kann durch die Massage von Händen und Füßen Linderung erreicht werden.

Selbstbewusstsein und Selbstwertgefühl

Ein Kind, das sich in seinem Körper rundum wohlfühlt, das gelernt hat, seine Bedürfnisse angemessen auszudrücken, Grenzen zu setzen und zu akzeptieren, und das weiß, dass es bedingungslos geliebt wird und sich so, wie es ist, äußern darf, steht stärker im Leben da, als wenn dieses Grundvertrauen fehlt. Mit der Babymassage können wir all diese Ressourcen in unseren Kindern anlegen und entwickeln. Dieses Selbstwertgefühl kehrt auch ohne Umwege zu Ihnen zurück.

Mit jedem Lächeln unseres Babys, jedem Entwicklungsschritt und jeder gemeinsam überstandenen Krise wachsen Sie in Ihrer elterlichen Kompetenz – als Frau und Mutter ebenso wie als Mann und Vater. Auch die größeren Geschwister profitieren vom Familienritual der Massage, das nach der Babyzeit keinesfalls an Bedeutung verliert. Derjenige, der massiert wird, bestimmt, wie es geht. Das gilt für Groß und Klein. Wenn das beachtet wird, kann in puncto Selbstwertgefühl nichts schief gehen.

FÜR DIE SINNE

ES BLÄST

Es bläst, es bläst ein Hauch
Auf deinen Bauch.
Mama bläst Baby auf den Bauch.

Es bläst, es bläst der Wind
Das Schiff geschwind
Über'n See – juchhe.
Mit den Händen ein Schiff bilden,
das auf den Wellen schaukelt.

Es bläst, es bläst der Sturm
Da fällt der Turm
Um – bumm.
Auf einen Turm zeigen, fest blasen,
damit er umfällt.

Es bläst, es bläst die Mama
Dem Baby ins Gesicht.
Das glaubst du nicht?
Du wirst's schon sehen –
das ist schön!
Jetzt bläst die Mama dem Baby
zart ins Gesicht.

EINE KLEINE FEDER

Manchmal ist es schön, nur eine winzige Sache zum Spielen und Beobachten zu haben –, zum Beispiel eine Feder. Man kann die Feder vor den Augen des Kindes herabschweben lassen, man kann sie davonpusten oder mit der Feder dem Kind zart über das Gesicht, die Arme und Beine streicheln.

Man kann aber auch eine ganze Wanne voll mit weichen Federn füllen und das Kind die Weichheit spüren lassen.

Achtung, die Federn sind später überall – also am besten gleich den Staubsauger danebenstellen. Vielleicht ist es auch ein tolles Spiel zuzuschauen, wie die Federn eingesaugt werden?

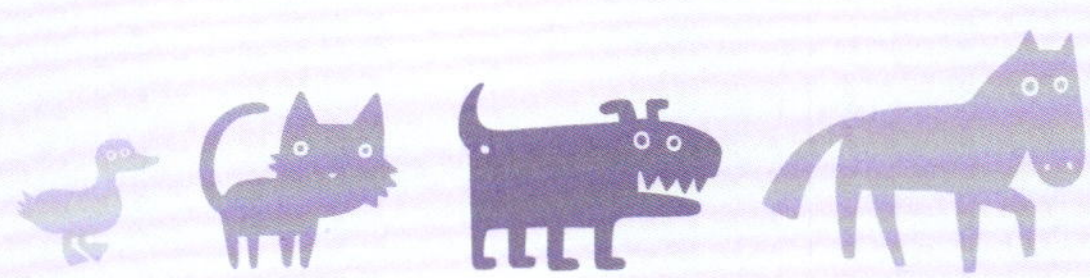

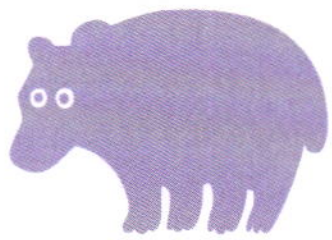

DIE OHREN GESPITZT

Die Ohren gespitzt.
Horch, horch, was hör ich da?
Die Ohren gespitzt.
Jetzt kann ich alles hören,
Von der Uhr das Ticken,
Das Summen der Mücken.

Vom Hund kommt Wauwau,
Von der Katze Miau,
Vom Auto das Brummen,
Von Oma das Summen,
Vom Baby das Weinen.

Das Grunzen von Schweinen,
Das Krähen vom Hahn,
und dann?
Fängt's wieder von vorne an.

Horch, horch, was hör ich da?
Die Ohren gespitzt.

FASZINIERENDE TASCHENLAMPE

Licht in allen Variationen ist für Babys ab etwa drei Monaten einfach spannend. Wieder ein Augenblick des Staunens, wieder ein Wunder. Lassen Sie den Lichtkegel, wenn es dunkel ist, im Kinderzimmer über die Wand tanzen. Langsam, dann schneller. Hui, da bewegt sich das Licht auf das Baby zu und bleibt auf seinem Fuß sitzen. Vielleicht versucht Ihr Baby nun nach dem Licht oder nach dem Schatten zu greifen?

Zeigen Sie Ihrem Baby, dass man Licht aus- und anknipsen kann. Aus und an, aus und an. Dann wird sich Ihr Kind bald wie der König des Lichts fühlen. Mit der Taschenlampe lassen sich auch kleine Schattenspiele an die Wand werfen. Haben Sie ältere Kinder, können die Geschwister selbst die Taschenlampe nehmen und ihr Geschwisterchen mit den Zaubereien der Taschenlampe faszinieren.

Achtung: Das Licht nicht auf die Augen richten.

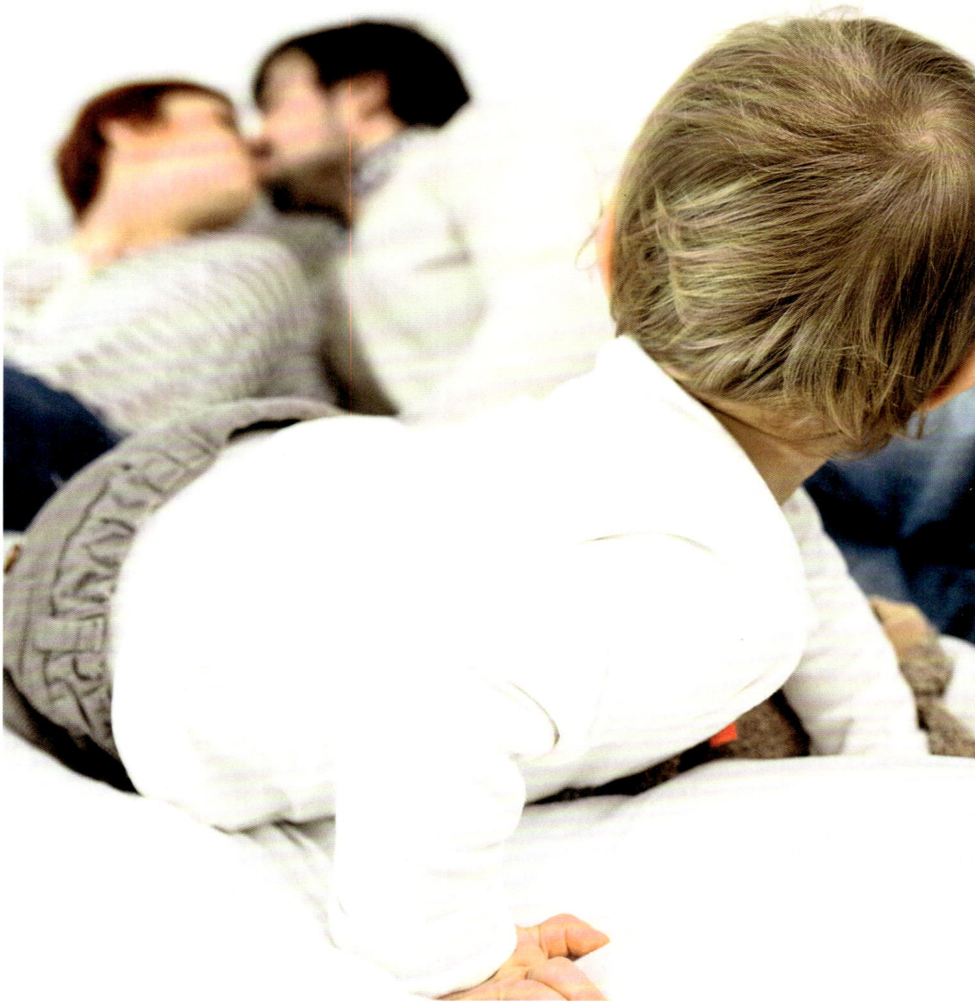

Schatzinseln im Alltag

Wir sind jetzt zu dritt. Alles ist anders als gestern, aber schon nach ein paar Tagen kann man sich überhaupt nicht mehr vorstellen, wie das so war, zu zweit. Trotzdem dauert es eine Weile, bis sich alles eingespielt hat.

DIE BEDÜRFNISSE DER KLEINEN – UND DER GROSSEN

Überall in diesem Buch geht es um das Baby, das Neugeborene und seine speziellen Bedürfnisse. In diesem Abschnitt kommen auch die Rollen und Bedürfnisse der Eltern zur Sprache, denn auch für sie bedeutet die Ankunft eines neuen Menschenkinds eine große Umstellung.

Schatzinseln für Väter

Für Väter, die oftmals außer Haus arbeiten, sind die gemeinsamen Zeiten mit ihren Kindern häufig sehr begrenzt. Die Arbeitswelt setzt andere Prioritäten: Zeitdruck, Zielorientierung, Kampf um hohe Leistungen, und nicht selten auch Machtkämpfe oder Auseinandersetzungen bestimmen den Alltag. Dazu noch die erweiterte Verantwortung für die junge Familie. Unsere Vorfahren hatten da klare Rollenverteilungen, um allen Anforderungen von Familie und Gesellschaft gerecht zu werden. Aus unserer heutigen Sicht erleben wir diese strenge Rollenverteilung meist als Einengung oder so, als würde einem ein bestimmter Lebensbereich vorenthalten.

Liebe Männer,

ein guter Vater zu sein, bedeutet wirklich nicht, sich selbst zu vergessen und erst recht nicht, seine männlichen Qualitäten oder Hobbys zu vernachlässigen.
Im Gegenteil: Eure Kinder brauchen euch lebensecht, lebensstark und mit all euren Qualitäten.
Und wie sich eure Partnerinnen ihre Kraft, Lebensfreude und Attraktivität erhalten können, das ist wieder ein anderes Kapitel.

VORSICHT, FALLEN FÜR VÄTER

Aus der Vergangenheit, in der die Versorgung der Babys und die Kindererziehung überwiegend in den Händen der Mütter lagen, halten sich hartnäckig ein paar Stolpersteine. Dabei gibt es vielfältige Möglichkeiten für einen Rollentausch, von dem alle profitieren.

Die allmächtige Mama?

Sie hat das Kind getragen und geboren, sie kann es stillen und den ganzen Tag bei sich haben. Sie sind als Vater aber viel mehr als eine Kreditkarte, die obendrein den Müll nach draußen bringt und ansonsten nicht in der Lage ist, seinem Baby Nähe zu geben.

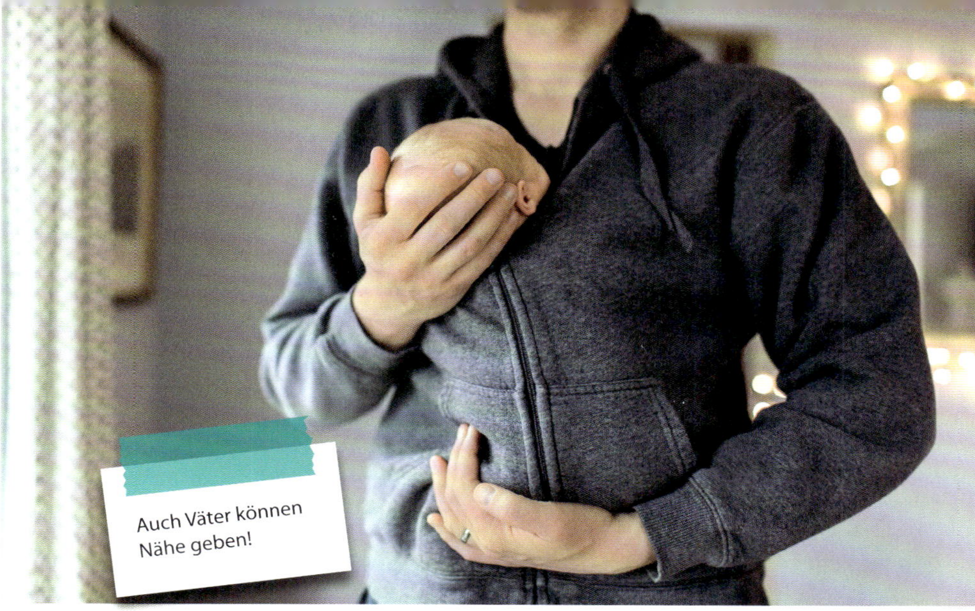

Zweisamkeit ade?

Der Arbeitstag, meist außer Haus, fordert den ganzen Mann derart, dass abends keine Kraft mehr übrig bleibt, sich um das Kind oder die Kinder zu kümmern? In der Hoffnung, abends die Beine hochlegen zu können und es sich mit Ihrer Partnerin gemütlich machen zu können, erwartet Sie vielleicht ein schreiendes Baby samt genervter Mama – von Sex und Zweisamkeit oder ungestörter Nachtruhe ganz zu schweigen.

Versuchen Sie den Hebel umzulegen und tief durchzuatmen, ehe Sie die Wohnungstür aufschließen.

Dann gelingt es leichter, sich auf die Kinder oder die Partnerin einzulassen. Nehmen Sie kleine Auszeiten auf dem Nachhauseweg. Entspannen Sie zum Beispiel mit der verbundenen Bauchatmung aus der Atemübung für Eltern auf Seite 11.

Wir leben heute in einer Zeit, in der Klischees zunehmend aufweichen, und es hat sich auch herumgesprochen, wie sehr Babys und Kinder die Nähe ihrer Väter brauchen. Männer, die sich auf das Abenteuer Familie und das »Vatersein« einstellen, genießen gesellschaftlich viel mehr Anerkennung als noch vor einigen Jahren, vor allem aber den dankbaren Respekt der Mutter ihrer Kinder.

BABYMASSAGE, EINE CHANCE FÜR VÄTER

Eine Möglichkeit, väterliche Verantwortung, warmherzige Vatergefühle und zeitliche Effizienz miteinander zu vereinbaren, kann die Babymassage sein. Das Wissen darum wird im Kurs so vermittelt, dass es als Ritual in den Familienalltag eingeführt werden kann. Auch wenn Sie keine Möglichkeit haben, den Kurs zu

besuchen, können Sie auf alle Fälle mithilfe dieses Buchs zusammen mit Ihrer Partnerin das Gelernte im Familienalltag umsetzen. Mit der Babymassage können Sie als Vater, auch in kurzen Zeiten ungeteilter Aufmerksamkeit, die Bindung zu Ihrem Kind vertiefen. Auf das bewusste Ritual kommt es an und auf die Bereitschaft, sich wirklich auf den kleinen Menschen einzulassen.
Vielleicht ist es ja für Sie auch nach der Elternzeit noch ein wohltuender Kontrast zum Arbeitsleben, sich mit Ihrem Baby auf Entschleunigung zu begeben und die körperliche und seelische Nähe zu Ihrem Kind zu spüren?
Ihre Partnerin wird es Ihnen danken, wenn sie Zeit findet, etwas für sich zu tun, was nichts mit Mama-Sein zu tun hat. Ihre Partnerschaft und Ihr ganzes Familienleben werden davon profitieren, dass Sie sich mit der Kinderbetreuung abwechseln.

Wenn Ihr Platz jetzt so häufig bei Ihrem neugeborenen Kind ist, können Sie die Babymassage auch für sich selbst zum entspannenden Erlebnis machen und sich gegenseitig massieren, wenn das Baby eingeschlafen ist. Wenn das nicht ein schöner Nebeneffekt ist.

Der Massagekalender

Statt eines normalen Adventkalenders schenken Sie sich doch gegenseitig einen Wohlfühlkalender. Jeder von Ihnen bereitet zwölf kleine Wohlfühlüberraschungen vor. Die Eine verpackt rot, der Andere grün. So bereiten Sie sich jeden Tag abwechselnd eine kleine Freude: Fußmassage, Kopfmassage, Handmassage, Rückenmassage ... Und wenn Sie jetzt gerade keine Vorweihnachtszeit haben, um sich einen Wohlfühladventskalender zu schenken, wäre so etwas doch auch ein schönes Geburtstagsgeschenk oder eine Urlaubsfreude.

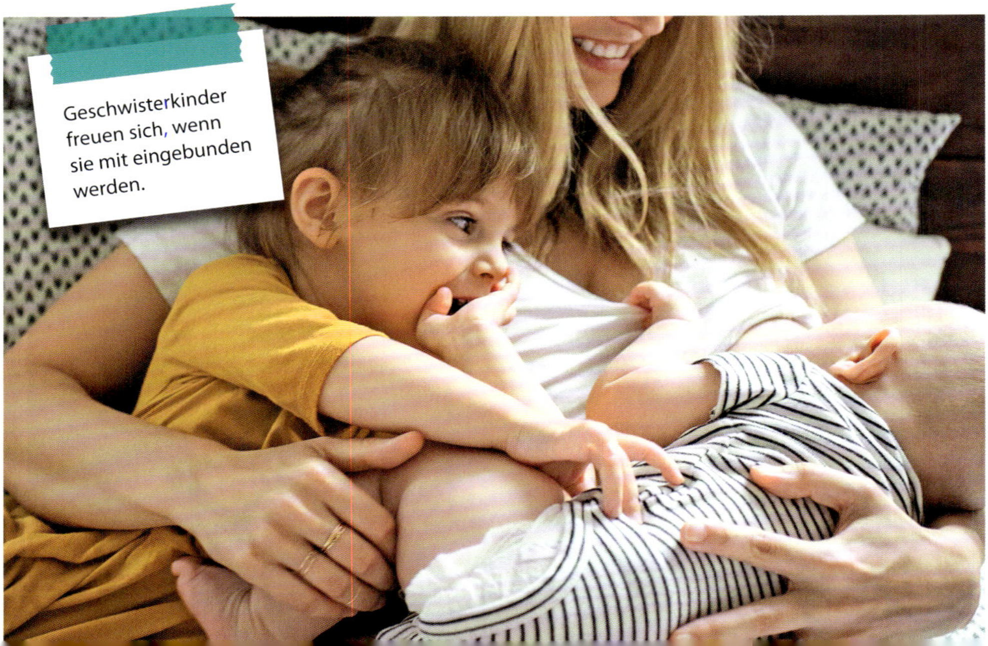

Geschwisterkinder freuen sich, wenn sie mit eingebunden werden.

Schatzinseln für Mütter

Manche unter Ihnen, liebe Leserinnen, sind es vielleicht wirklich nicht gewohnt, um Hilfe zu bitten. Aber viele Leute fragen, was man sich zur Geburt des Babys wünscht. Wünschen Sie nach Herzenslust und bitten Sie gezielt um Hilfe.

WER NICHT BITTET, DEM WIRD NICHT GEHOLFEN

- Schreiben Sie einen Wunschzettel und legen ihn neben das Telefon.
- Lassen Sie sich von Freunden und Verwandten Gutscheine fürs Babysitten oder für ein gekochtes Mittagessen schenken.
- Holen Sie sich Hilfe fürs Putzen und Bügeln.
- Bitten Sie Freunde und Verwandte, die die junge Familie zum ersten Mal nach der Geburt besuchen wollen, einen Kuchen oder etwas Ähnliches mitzubringen.
- Lernen Sie Nein zu sagen oder eine bereits getroffene Verabredung abzusagen, wenn ein Besuch vielleicht gerade nicht passt. Denn zu Anfang ist es schwer, Dinge vorauszuplanen, bis Sie und Ihr Baby einen Rhythmus haben.

Man muss nicht immer alles selbst machen. Das Baby geht vor, und wenn es mal schläft, dann sollte die Mama sich eine Ruhepause gönnen und nicht noch schnell die Wohnung aufräumen.

Eine gute Mutter muss nicht perfekt sein

Sind die Eltern entspannt – und das gilt für Mütter *und* Väter –, ist es das Baby auch. Klingt logisch und so einfach. Aber manchmal setzen wir uns selbst zu sehr unter Druck. Gehen Sie weg vom Perfektionismus, vergleichen Sie sich und Ihr Baby nicht immer mit anderen. »Kann Dein Baby schon sitzen?« – »Ach, es schläft noch immer nicht durch?« Das sind Sätze, die alle Eltern irgendwann zu hören bekommen. Haben Sie Vertrauen. Sie machen das schon richtig. Und damit Sie sich immer wieder daran erinnern, kleben Sie sich einen wichtigen Leitsatz auf den Badezimmerspiegel und prägen ihn sich ein.

Die Schwächen des Einen sind die Stärken des Anderen.

Jeder Mensch auf Erden kann irgendetwas besonders gut. Man muss nicht alles können, man kann gar nicht alles können. Wo sind Ihre Stärken? Wo sind die Stärken Ihres Babys? Warten Sie nur ab, es wird Ihnen seine Stärken nach und nach zeigen.

GESCHWISTERKINDER EINBEZIEHEN

Falls Sie noch ein größeres Kind haben, binden Sie es überall mit ein. Vielleicht bekommt es eine kleine Babypuppe, die es parallel massieren kann, oder Sie geben dem größeren Kind auch eine Massage, zum Beispiel die Pizzamassage auf Seite 79. Vielleicht hat es Lust, Ihnen den Rücken zu massieren? Die meisten Kinder haben dafür viel Gefühl.

Gut für sich selbst sorgen will gelernt sein

Oft wird das für egoistisch gehalten, aber wer für andere da sein will, muss auch gut für sich selbst sorgen und auf die eigenen Bedürfnisse achtgeben. Es macht sich nicht bezahlt, immer alles allein machen zu wollen. Ihr Kind muss schließlich auch von Ihnen lernen, wie man gut für sich selbst sorgt. Ist es sich Ihrer Liebe sicher, übernimmt es Ihre Wohlfühlstrategien wie selbstverständlich für sich. Kinder halten auch so manche Fehler ihrer Eltern aus, solange diese authentisch, ehrlich und liebevoll zu sich selbst sind und mit Ihren Kindern respektvoll und achtsam umgehen.

Das sollten Sie sich wert sein

Viele Mütter – vielleicht auch Väter – unterschätzen den Wert ihrer unbezahlten, aber häufig unbezahlbaren Arbeit völlig. Sicher besteht Familienalltag allzu oft aus einer Reihe scheinbar bedeutungsloser Kleinigkeiten, die aber wichtig sind, damit das große Ganze funktioniert. Teilen Sie auch Ihren scheinbar belanglosen Familienalltag in Arbeit und wohlverdiente Pausen ein. Halten Sie sich regelmäßig Zeitfenster für sich selbst, Ihr Hobby, Ihren Sport, Ihr Frausein oder einfach zum Faulenzen frei. Ohne die eigene Selbstachtung werden Sie die Wertschätzung Ihrer Mitmenschen vermissen, denn was wir über uns selbst denken, spiegeln uns unsere Mitmenschen häufig wider.

Austausch mit anderen Eltern

Die Gemeinschaft mit anderen Eltern in der gleichen Lebenssituation und auch das Gespräch mit Müttern älterer Kinder kann Ihre Sorgen, Ängste und Gefühle relativieren und Sie auf Ihrem eigenen Weg bestärken. Sie haben die Möglichkeit, mit Ihren Gefühlen ins Reine zu kommen und sich als Frau zu entfalten. Dies ist eine wichtige Voraussetzung für ein gelungenes und ausgeglichenes Familienleben.

WERTVOLLE ERFAHRUNGEN FÜR DAS BERUFSLEBEN

Die Zeit der »Vollzeitmutter« mit einem Baby und vielleicht noch größeren Geschwistern birgt ein enormes Entwicklungspotenzial. Sie lernen Managementqualitäten, die auch später bei der Rückkehr in den Beruf von großem Nutzen sind, und praktizieren ständig Multitasking. Soziale Kompetenzen wie Achtsamkeit, respektvoller Umgang und Mitgefühl spielen auch für den beruflichen Erfolg eine Rolle. Genießen Sie die Zeit der Kindererziehung auch unter dem Aspekt, dass sie ein wertvoller Reife- und Entwicklungsschritt ist, der Sie vor anderen auszeichnet. So relativiert sich die Furcht, den Anschluss zu verlieren. Vollzeitmutter zu sein ist eine vorübergehende Lebensphase, die mit allen Höhen und Tiefen durchlebt werden will.

Schatzinseln für die Partnerschaft

Mit der Geburt eines Kindes beginnt auch für die Partnerschaft eine völlig neue Phase und nicht selten eine Bewährungsprobe. Die Aufmerksamkeit verteilt sich nun auf drei (oder noch mehr) Personen. Jeder will an seinem Platz wahrgenommen und geschätzt werden. Und jeder sucht in diesem neuen System seine Rolle.

Wir achten unsere Grenzen, jeder für sich und als Paar, und holen uns bei Bedarf Hilfe.

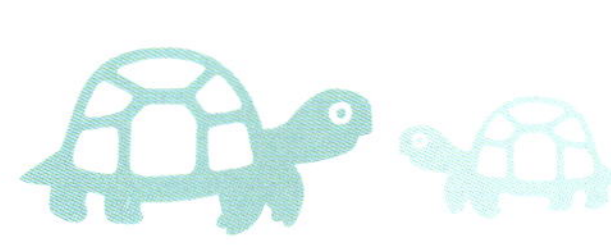

ELTERNFALLE NUMMER EINS

Viele frischgebackene Eltern setzen sich das Ziel, diese neue Situation so meistern zu wollen, dass alles wieder wird wie zuvor. Dieser Weg ist zum Scheitern verurteilt. Die Herausforderung besteht gerade darin, Neues zu integrieren und neue Wege zu finden, damit auch die Partnerschaft eine Bereicherung erfährt. In der ersten Zeit nach der Geburt steht da bei vielen Paaren der »Frust mit der Lust«, bei so vielen neuen Aufgaben, schlaflosen Nächten, Übermüdung und gestörter Zweisamkeit.

Alles dreht sich nur noch um das Baby?

Das ist anfangs sicher unvermeidlich, ist aber nicht für den Rest Ihres Lebens so. Aus Angst davor versuchen manche Paare schon sehr früh, das Baby, etwa für ein Wochenende zu zweit, betreuen zu lassen. Oder sie erhoffen sich ungestörte Liebesnächte, wenn das Baby von Anfang an im eigenen Zimmer schläft. Meist handelt man sich in der Folge noch mehr Probleme ein als vorher, weil das Baby einfach noch nicht reif für eine solche Trennung ist – und die meisten Mütter auch nicht.

Wenn Worte und kluge Sprüche nicht mehr weiterhelfen, dann helfen auch dem Elternpaar Stille und die »Sprache der Berührung«.

DER TRAUM VOM DURCHSCHLAFEN

Auch die krampfhaften Bemühungen, das Baby so bald wie möglich zum Durchschlafen zu bringen, können ähnlich fatale Folgen haben. Das Baby ist nun mal das bedürftigste Glied in der Kette, und wenn es ihm gut geht, haben auch die Eltern mehr Freiraum. Wird das Bedürfnis des Kindes nach Nähe respektiert und befriedigt, wird es auch schneller bereit und in der Lage sein, schrittweise selbstständig zu werden.

Die Nacht ist nicht allein zum Schlafen da – und manch arbeitsfreier Tag vielleicht auch nicht. Günstige Gelegenheiten bringen in Sachen Zweisamkeit oft mehr als groß geplante Auszeiten. Seien Sie spontan und kreativ. In diesem Zusammenhang bleibt es Ihrer Fantasie überlassen, wie Sie das, was in diesem Buch über Babymassage steht, in Ihre Zweisamkeit einbringen, denn auch Erwachsene brauchen Nähe und liebevolle Berührungen.

Liebe mich dann, wenn ich es am wenigsten verdient habe, denn dann brauche ich es am allermeisten.

MACHTKÄMPFE? NICHT MIT UNS

Viel Kraft, Nerven und Zeit gehen für Machtkämpfe drauf oder um einen Vertrauensverlust auszubügeln – Zeit, die man besser fürs Liebesleben, für vertrauensvolle Gespräche mit dem Partner oder für sich selbst genutzt hätte. Besser ist es, sich die Nächte so kraftsparend wie möglich einzurichten, zum Beispiel indem man das Baby im Elternbett schlafen lässt. Pfeifen Sie auf frühere Konventionen und seien Sie erfinderisch.

Mein Partner tut alles, was er kann. Meine Partnerin tut das Bestmögliche.

Bitte erwarten Sie nicht, dass der Partner oder die Partnerin immer helfen muss oder gar sehen soll, was Sie gerade brauchen. Vielleicht ist auch er oder sie gerade am Ende der Kräfte? Schuldzuweisungen verschärfen anstrengende Situationen. Bleiben Sie stattdessen miteinander im Gespräch, wenn es um Ihre Gefühle und Wünsche geht.

FREIRÄUME MIT FREUNDEN

Eine bewährte Möglichkeit, sich auch Freiräume als Paar zu erobern, ist, sich einen Freundeskreis mit Gleichgesinnten aufzubauen oder zu pflegen. Leute, die auch kleine Kinder haben und quasi in der gleichen Lebenssituation sind, haben dieselben Wünsche und Prioritäten wie Sie. Hier ist es vergleichsweise leicht, Verständnis zu finden und sich gegenseitig zu unterstützen. Und so kann man die ganze Vielfalt des Lebens genießen, ohne die Kinder als Einschränkung zu erleben.

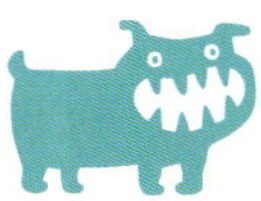

Freunde sind Wahlverwandte

Freunde sind wie Verwandte, die man sich selber aussuchen kann, egal, ob man sich im Alltag unterstützt, gemeinsame Hobbys pflegt oder zusammen den Urlaub oder die Wochenenden verbringt. Die Kinder wachsen wie selbstverständlich in so einen stabilen Freundeskreis hinein und erkennen auch die Freunde wie in einem Rudel als zugehörig an. Sie fassen Vertrauen zu den anderen Erwachsenen und knüpfen selbst Freundschaften, die nicht selten bis ins Erwachsenenalter halten.

Ein Rudel aus mehreren Familien mit Kindern eröffnet viele Möglichkeiten. Außerdem entfallen Organisationsstress und die Kosten für das Babysitting.

Die Vorteile liegen auf der Hand: Es ist immer jemand da, wenn sich die Eltern mal eine Auszeit als Paar gönnen wollen. Es fällt leichter, die Kinder in der Obhut vertrauter Personen zu wissen, die das Kind auch kennen und mögen, als beim bezahlten Babysitter. Sicher wird sich die Art der Freizeitgestaltung wandeln, aber das ergibt sich in einem solchen Kreis vermutlich von ganz alleine.

Urlaub mit mehreren Familien entlastet

Mit mehreren Familien ein Wochenende oder einen Urlaub in einem Ferienhaus zu verbringen, das genügend Raum für die Interessen jedes Einzelnen, aber auch Rückzugsmöglichkeiten bietet, ist erholsam für alle. Man muss nicht ständig als Großgruppe zusammenbleiben, sondern kann sich gegenseitig kleine Freiräume schaffen – auch ohne räumliche Trennung und aufwendige Organisation.

Selbst wenn die Eltern abends weggehen – das »Rudel« oder zumindest ein Teil davon, ist ja noch da. Je weniger Trennungen ein Baby in den ersten Lebensmonaten verkraften muss, und je mehr Gelegenheit es hat, sich seine Freiräume aus eigenem Antrieb zu erobern, wenn es dafür reif ist, desto unkomplizierter gestalten sich auch später die Trennungen, sei es für eine Elternauszeit als Paar, beim Wiedereinstieg ins Berufsleben oder wenn das Kind in den Kindergarten kommt.

Verlässliche Zeiten für Eltern und Kinder

Lernt ein Kind von klein auf, dass es verlässliche Zeiten ungeteilter Aufmerksamkeit und Zuwendung mit seinen Eltern hat, dann begreift es auch: »Es gibt Zeiten für Kinder und es gibt Zeiten für Eltern« und wird kooperativer sein.

Gute Nachbarschaft spart Lebenszeit

Wenn Sie das Glück haben, dass mehrere junge Familien in der Nähe wohnen, lässt sich auch eine Nachbarschaft so gestalten. Oft halten Familien, die sich im Geburtsvorbereitungskurs kennenlernen, bis zum Abiball ihrer Kinder Kontakt. Wenn man nah beieinanderwohnt, entfallen viele Wege und Fahrten. Diese alltäglichen Dinge zu optimieren ist meist der Schlüssel zu mehr gemeinsamer Freizeit als Paar und als Familie.

Traumhaftes Kinderglück

Aus Sicht größerer Kinder ist so ein Familienclan ein Traum. Während die Eltern endlos ratschen, spielen sie verstecken, Fußball, Räuber und Gendarm, bauen Höhlen, schlafen in Zelten, inszenieren Modenschauen, Sketches, Tänze ... Und das Baby erlebt vom Schoß aus den Echtfilm.

Schatzinseln für Kinder

Kinder leben im Augenblick, sie betrachten die Welt mit unvoreingenommener Neugier. Gefühle äußern sie meist spontan und authentisch. Im Gegenzug wollen sie einen ebenso authentischen Spiegel. Die wichtigsten Schatzinseln für Kinder: Liebe, Konsequenz und Geborgenheit.

Die Kindheit: Was gehört alles dazu?

Kinder brauchen Streicheleinheiten genauso wie klare Ansagen, konsequente Rahmenbedingungen und festgelegte Rituale. Das gibt Halt und entlastet Kinder von einer Verantwortung, die sie noch nicht tragen können. Auf diese Art können sie das Miteinander in der Familie viel besser genießen.

»Kinder brauchen Eltern,
die als Leuchtturm fungieren.
Senden Sie regelmäßig klare Signale aus,
damit Ihre Kinder durch ihr Dasein
navigieren können.«

Jesper Juul, dänischer Familientherapeut

Liebe und Konsequenz bilden das Fundament für eine glückliche Kindheit. Deshalb hört alles, was über Bindung und respektvollen Umgang miteinander in diesem Buch gesagt wird, nicht mit der Babyzeit auf. Es entwickelt sich nur weiter. Das vertrauensvolle Familienklima, das so entsteht, nehmen die Kinder als Schatz mit in ihr Leben.

TIERISCHE GESCHICHTEN

FUCHS, DU HAST DIE GANS GESTOHLEN

Fuchs, du hast die Gans gestohlen,
Gib sie wieder her,
Sonst wird dich der Jäger holen
Mit dem Schießgewehr.

WIE MACHT DER HUND?

Wie macht der Hund? Wauwau.
Wie macht die Katze? Miau.
Wie macht das Schaf? Mähähä.
Wie macht die Kuh? Muh.
Wie macht die Ente? Quak quak.
Wie macht der Fisch?
Hier kann man stumm den Mund
auf- und zuklappen.

Und wie macht der Floh?
Der macht so!
Und springt als Finger auf den Bauch des Babys und
kitzelt es ein klein wenig.

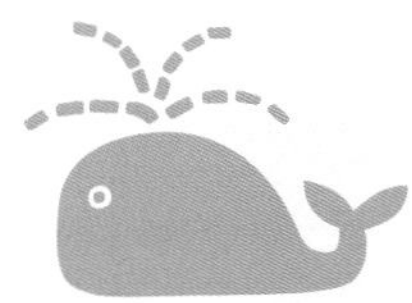

BABYAQUARIUM

Fische haben eine einfache Form und sind leicht zu nähen. Nähen Sie aus verschiedenen Stoffen kleine Fische und füllen sie diese mit etwas Füllwatte. Nähen Sie aus blauem Stoff einen kleinen Behälter wie ein Aquarium oder benutzen Sie eine kleine Kiste. Jetzt können die Fischchen immer wieder in das Aquarium gelegt oder herausgenommen werden. Auf und zu, rein und raus, das lieben die Babys. Größere Kinder können versuchen, die Fische mit einem Kochlöffel herauszufischen.

ALLE MEINE ENTCHEN

Alle meine Entchen
Schwimmen auf dem See,
Schwimmen auf dem See.
Köpfchen in das Wasser
Schwänzchen in die Höh'.

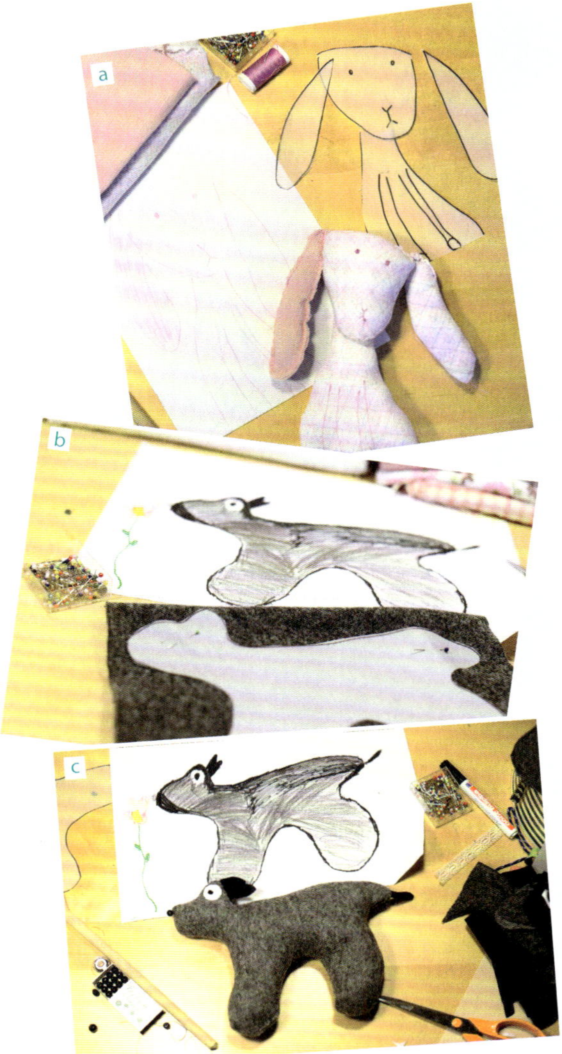

BABYS TIERLEBEN

Alle Kinder interessieren sich für Tiere, für entsprechende Bücher und Geschichten, und schon die Kleinsten machen Tierlaute nach. Die älteren nehmen Tiere in ihre Rollenspiele auf. Der schlaue Fuchs und die »dumme« Gans, die Katze, die sich geschickt anschleicht, der Löwe, der laut brüllt. Kinder dürfen, wenn sie ein Tier darstellen, aus der Rolle fallen. Deshalb lieben sie Tierkostüme zu Fasching. Manche spielen endlos mit Tierfiguren aus Kunststoff oder Holz und gehen immer wieder gern in den Zoo. Und wer hört den Kuckuck zuerst? Ohne Zweifel das Baby!

Stofftiere von Kinderhand entworfen

Sie haben mehrere Kinder? Und möchten mit dem größeren Kind zusammen etwas für das Baby gestalten? Vielleicht malt Ihr Kind ein Tier? Das kann dann als Stofftier umgesetzt werden. Zeichnung kopieren – falls nötig vergrößern – oder mit einem Pauspapier abpausen.

a. Umrisse der Zeichnung auf den Stoff übertragen; ausschneiden und aufstecken oder mit Pauspapier direkt auf den Stoff übertragen.
b. Das Tier mit Nahtzugabe zuschneiden. Ob man das Tier aus einem Stück macht oder Beine und Kopf extra an dem Körper befestigt werden, hängt von der Zeichnung ab.
c. Augen, Mund und Nase oder eine Mähne möglichst originalgetreu aufsticken oder aufnähen. Beziehen Sie das größere Kind in das Nähen und Werkeln mit ein. Natürlich muss alles gut angenäht werden, damit das Baby nichts abreißen und verschlucken kann.

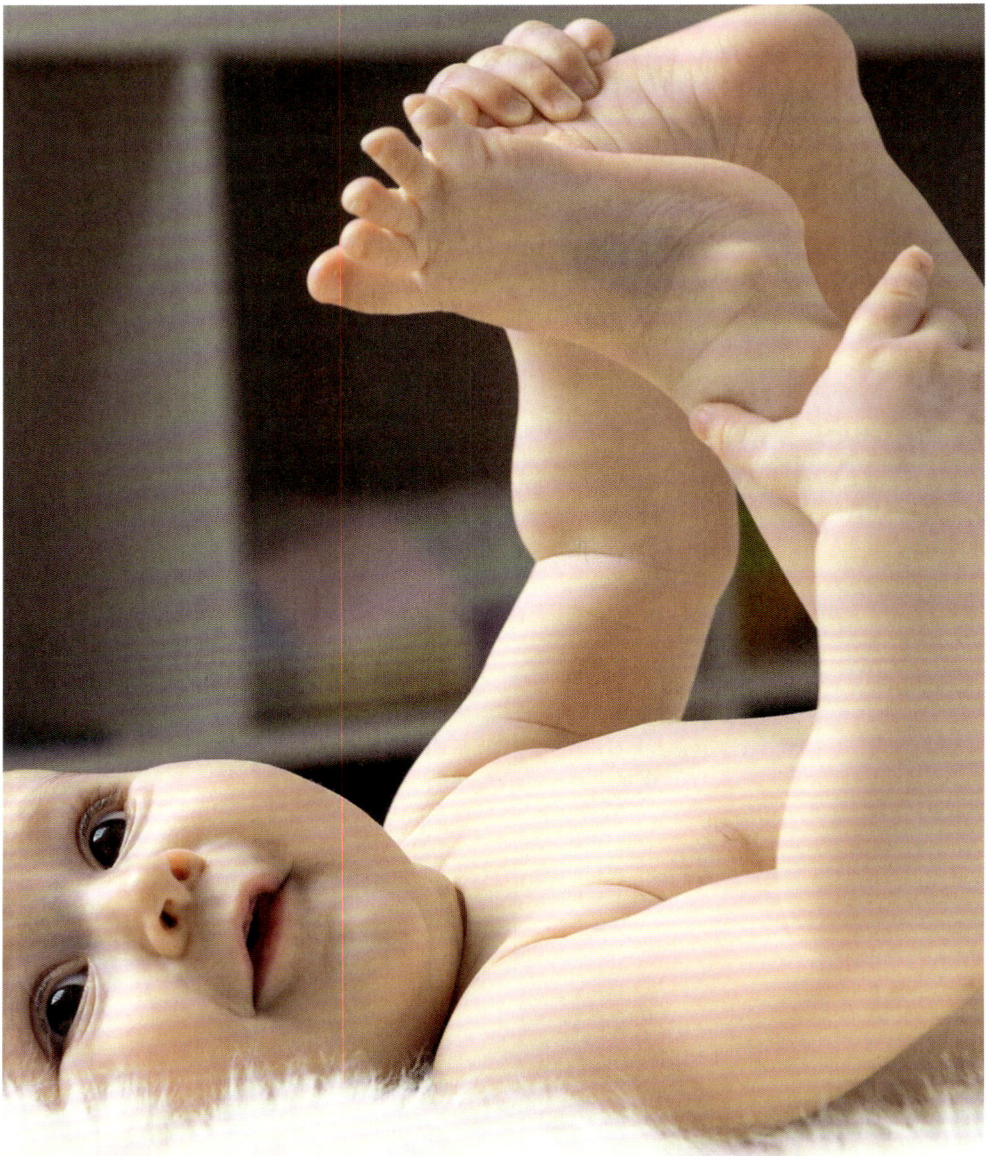

Massage-vorbereitungen

In den ersten Wochen werden Sie sich aufeinander einstellen und kennenlernen. Allmählich werden Sie Ihren Lebensrhythmus mit Baby finden und sich auf seine wie auch Ihre eigenen Bedürfnisse einstellen. Am Anfang schläft ein Baby viel. Nutzen Sie diese Zeit, um sich so manche Veränderung in Ihrem Leben und Ihrer Familie bewusst zu machen und sich auf die Babymassagen vorzubereiten. Ab wann dürfen Sie massieren?

VOM RICHTIGEN ZEITPUNKT

In den ersten Lebensmonaten passiert so viel, dass es notwendig ist, einen Blick auf die einzelnen Altersgruppen und ihre Bedürfnisse zu werfen.

Einstieg in die Babymassage

NACH DER GEBURT

Neugeborene und sehr kleine Babys brauchen viel Berührung. Dieses Alter ist eine wichtige Prägungszeit. Eine komplette Massage allerdings kann leicht zu viel für diese kleinen Wesen sein. Großflächige ruhende Berührungen, umschließende Haltungen oder kurze Massagesequenzen sind für sie die ideale Sinnesnahrung. Tragen Sie Ihr Baby viel am Körper, um es zu wärmen. Leidet es unter Bauchschmerzen, kann Kolikmassage helfen.

IM ALTER VON ZWEI BIS SECHS MONATEN

Dies ist das ideale Alter für die Einführung der Massage, denn in dieser Zeit benötigen die Babys für die Entwicklung weiterer Sinnes- und Körperfunktionen viele unterschiedliche Berührungsqualitäten als Anregung. Die meisten räkeln sich genussvoll während der Massage.

DAS FORTBEWEGUNGSALTER

Mit ungefähr sechs Monaten werden die Kleinen allmählich bewegungsfreudiger. Haben sie vorher die Massage als angenehm erfahren und die Rituale und Zeichen kennengelernt, werden sie jetzt die Massage richtig genießen oder sogar einfordern. Es ist gut, wenn Sie mit der Babymassage begonnen haben, ehe das Rollen und Krabbeln beginnt, denn das Laufen lernen und die Entdeckerfreude ist ihnen jetzt wichtiger. Seien Sie deshalb nicht enttäuscht, wenn die Massagesitzungen in dieser Zeit zunehmend kürzer werden. Berührung braucht Ihr Kind in jedem Alter. Massieren Sie das Körperteil, das gerade vor Ihnen auftaucht. Sind die neuen Bewegungsmöglichkeiten erst erschlossen, dann brechen wieder ruhigere Zeiten für die Massage an.

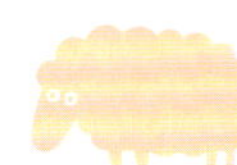

Wann passt die Massage in den Tagesablauf?

Eine allgemeingültige Empfehlung zu Zeitpunkt und Dauer der Massage gibt es nicht. Ihr Baby wird Ihnen Zeichen geben, wann und wie lange es massiert werden möchte. Jede Babymassage ist gleich wertvoll, wenn sie nach den Bedürfnissen des Babys vorgenommen wird, egal, ob sie eine Minute dauert oder eine halbe Stunde. Meist entwickeln sich die Babys erst allmählich zum Dauergenießer.

Auch in jeder Familie kann der ideale Zeitpunkt ein anderer sein. Während es sich in einer Familie in Zusammenhang mit dem Baden als Abendritual bewährt, haben andere Babys oft mitten am Tag eine ruhige und aufmerksame Phase, in der sie bereit für die Massage sind. Besonders in Familien mit größeren Kindern sind oft die Vormittagsstunden günstig. Wenn die Geschwister am Vormittag in Kindergarten oder Schule sind, ist hier der ideale Rahmen für ungeteilte Zweisamkeit gegeben.

Manche Familien müssen eine Weile probieren, um einen günstigen Zeitpunkt im Tagesablauf zu finden. Lassen Sie sich dabei von Ihrem Bauchgefühl und von der Befindlichkeit Ihres Babys leiten.

Wann darf nicht massiert werden?

Es gibt eine Reihe von speziellen Situationen, in denen die Berührung nur mit besonderer Achtsamkeit durchgeführt werden darf. Auf Massage, wie sie in diesem Buch beschrieben wird, sollten Sie verzichten, wenn Ihr Baby (oder Kind) Fieber über 38 Grad, Herz- oder Systemerkrankungen, Infektionen, Hautausschläge, Krebs, Knoten, Frakturen, Blutungen, Verbrennungen, akute Verletzungen, Nierenerkrankungen, Nabel- oder Leistenbruch hat oder berührungsempfindlich ist.

Das bedeutet nicht, dass Sie Ihr Baby nicht mit Berührung begleiten dürfen, im Gegenteil. Aber klären Sie genau ab, gegebenenfalls gemeinsam mit Ihrem Kinderarzt, welche Körperregionen und Massagegriffe ausgespart blei-

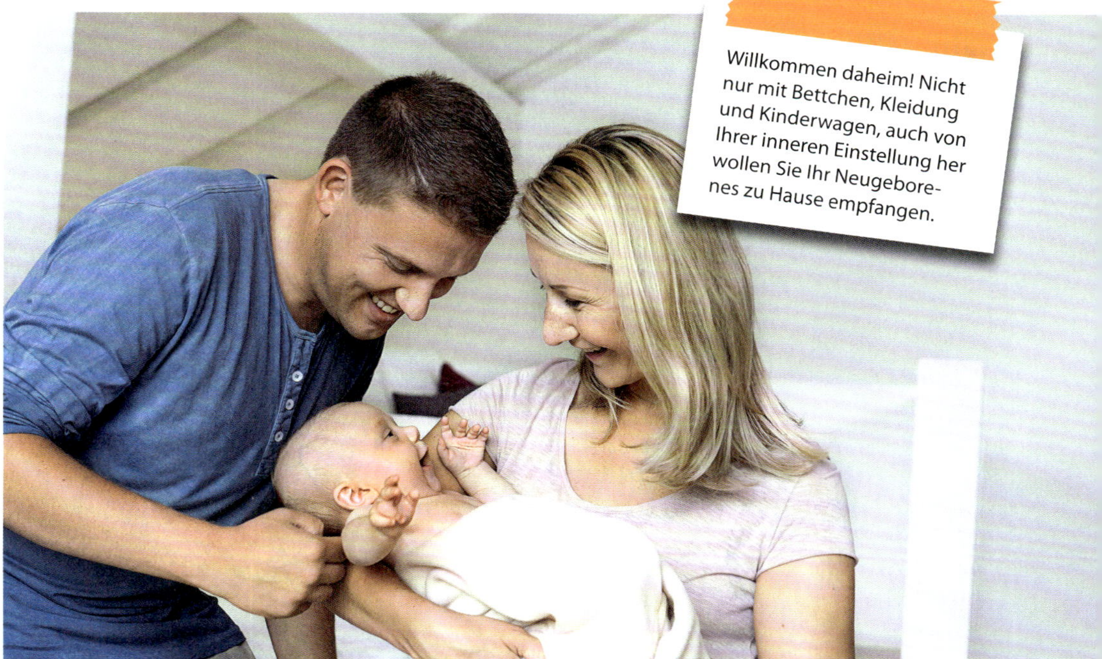

Willkommen daheim! Nicht nur mit Bettchen, Kleidung und Kinderwagen, auch von Ihrer inneren Einstellung her wollen Sie Ihr Neugeborenes zu Hause empfangen.

Massage-Utensilien auf einen Blick:

- Wärmequelle
- 1 bis 2 Babydecken
- Wasserfeste Wickelunterlage
- Eine Stoffwindel, falls Baby mal spuckt oder muss
- Für Sie selbst bequeme Kleidung
- Entspannende Musik
- Massageöl Ihrer Wahl

ben müssen. Babys, die zu früh geboren wurden, werden ausschließlich mit »umschließendem Halten« und der Berührungsentspannung begleitet (siehe Seite 84 und 85). Für diese Kinder sind Ruhe, wenig Stimulation und viel Zeit wichtig. Sie signalisieren dann deutlich, wenn sie bereit und neugierig auf neue Anregungen sind.

Ein generelles Massageverbot erteilt Ihnen Ihr Kind, wenn es durch seine Körpersprache zu verstehen gibt, dass es gerade nicht massiert werden möchte, etwa, wenn es sich wegdreht.

Die Babymassage vorbereiten

Sie haben sich entschieden, die Babymassage auszuprobieren? Auf den nächsten Seiten erfahren Sie, welche Vorkehrungen Sie treffen müssen, um schöne Massagestunden mit Ihrem Kind zu erleben. Ob für Sie ein Babymassagekurs infrage kommt, wird auf Seite 48 diskutiert. Aber auch dann sind einige ruhige Minuten und ein warmes Plätzchen wichtige Voraussetzungen.

EIN PLATZ FÜR SIE UND DAS BABY

- Das Wichtigste ist ein gut beheizbarer Raum. Wenn Sie Ihr Baby nackt massieren, sollte die Raumtemperatur etwa 25 Grad betragen. Eine zusätzliche Wärmequelle kann in der kalten Jahreszeit gute Dienste leisten.
- Ein bequemer, kuscheliger Massageplatz, nicht nur für das Baby, sondern auch für denjenigen, der massiert, ist ebenso wichtig. Setzen Sie sich aufs Bett oder Sofa oder auf den Boden, sodass Sie Ihr Baby vor sich auf die ausgestreckten Beine legen können; das ist wesentlich rückenschonender, als das Baby längere Zeit stehend in gebeugter Haltung am Wickeltisch zu massieren.
- Oder lehnen Sie sich sitzend mit angewinkelten Beinen an einer Wand an – gegebenenfalls mit Kissen im Rücken. Legen Sie Ihr Baby auf die Oberschenkel. Diese Position mögen viele Babys gern, da sie durch die leicht schräge Lage auf den Oberschenkeln mehr von ihrer Umgebung mitbekommen. Außerdem entlasten Sie so Ihren Rücken. In dieser Position können Sie die Massage miteinander genießen.
- Eine weiche Decke auf dem Fußboden in der Nähe der Heizung ist auch ein guter, gemütlicher Ort für Sie und das Baby.
- Nicht zu vergessen sind eine wasserfeste Wickelunterlage und eine Babydecke zum Zudecken.
- Eine schöne Entspannungsmusik im Rhythmus des Ruhepulses unterstreicht den Ritualcharakter und stimmt alle Beteiligten ein. Unstrukturierte Musik, wie zum Beispiel Meeresrauschen, das ununterbrochen läuft, ist besser als mehrere einzelne Titel mit un-

terschiedlichem Rhythmus und Charakter. Die Massage läuft dann wie von selbst im ruhigen Rhythmus der Musik.

- Besonders wird es Ihr Baby aber mögen, wenn Sie selber singen.
- Sie müssen dafür wirklich kein perfekter Sänger sein und dürfen sich das im geschützten Zuhause auch zutrauen. Die Warmherzigkeit Ihrer Stimme ist durch nichts zu ersetzen – Ihr Baby wird es lieben, bald seine Lieblingslieder und -verse haben und sie eventuell sogar einfordern.
- Mit einem möglichst geruchsneutralen Massageöl kann der Bindungsfaktor Körpergeruch seine positive Wirkung voll entfalten.

Welches Massageöl ist geeignet?

Massageöle sind das Gleitmittel, der Stoff, der zwischen Ihnen und dem Baby vermittelt, der auch hautnah zu fühlen ist und sogar tief in uns eindringt. Es wird über die Haut und auch über den Geruch wahrgenommen. Öle sind ein wesentlicher Wohlfühl- und Wirkungsfaktor, der auch nach der Massage unsere Haut schützt. In diesem Abschnitt finden Sie einige Informationen und Entscheidungshilfen für die Auswahl des Öls.

Der Geruchssinn ist bei Babys bereits sehr ausgeprägt. Seine erste überlebenswichtige Aufgabe ist es, die engsten Bezugspersonen zu erkennen und die Bindung zu ihnen zu vertiefen. Aus diesem Grund empfehlen sich geruchlose oder nur schwach duftende Öle, die Ihren persönlichen Körpergeruch nicht überdecken, sodass Ihr Kind noch deutlich »Mama« oder »Papa« riechen kann. Um fürs Baby also größtmögliche Geborgenheit bei der täglichen Massage zu schaffen, gilt:

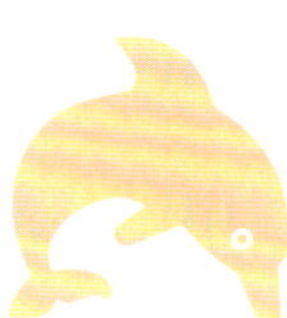

Je geruchloser das Babymassageöl, desto besser für die Eltern-Kind-Bindung.

Auch ist die Oberhaut eines Säuglings noch wesentlich durchlässiger und trocknet deshalb schneller aus als die eines Erwachsenen. Wirkstoffe, aber leider auch Schadstoffe und Allergene können sie leichter durchdringen.

Im Handel sind Babypflegeöle sowohl auf pflanzlicher wie auch auf Parrafinölbasis erhältlich. Die wichtigsten Entscheidungsgrundlagen für die Auswahl eines Massageöls sind in der Tabelle auf Seite 45 zusammengefasst.

Ein Wort über Pflanzenöle

In der Geschichte der Babymassage fanden vorwiegend pflanzliche Massageöle Anwendung. So massierten indische Mütter ihre Babys im Sommer mit kühlendem Kokosöl, während sie im Winter das wärmende Senföl bevorzugten.

Für den Verzehr werden oft kaltgepresste Öle als vollwertige Nahrungsmittel hochgepriesen. Das ist gut so, gilt aber nicht für Babys im ersten Lebensjahr. Aufgrund möglicher Schadstoffrückstände werden kaltgepresste Öle für die Babyernährung im ersten Jahr nicht empfohlen und sind demzufolge auch für die Babymassage noch nicht geeignet. Meist landen die frischmassierten Händchen und Füßchen ja postwendend im Mund des Babys; und was bis dahin noch nicht in die Haut eingezogen ist, wird dann direkt konsumiert. Gedämpfte und raffinierte Öle werden deshalb in der Babymassage bevorzugt. Besonders bewährt hat sich raffiniertes Mandelöl. Es ist geruchlos und geschmacksneutral und wird von den meisten Babys gut vertragen. Die rückfettenden Eigenschaften der Pflanzenöle bewirken während der Massage eine bessere Gleitfähigkeit und Durchwärmung.

Babys mit ganz besonders empfindlicher Haut oder Hauterkrankungen benötigen unter Umständen individuelle Pflegemittel. Wenn Sie anhand der Informationen auf der gegenüberliegenden Seite noch nichts Geeignetes entdeckt haben, fragen Sie Ihren Arzt oder Therapeuten um Rat.

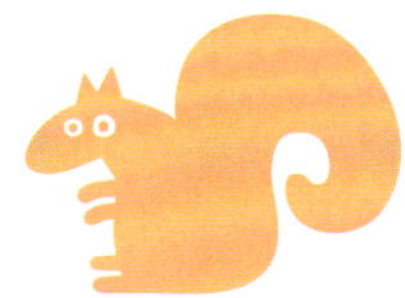

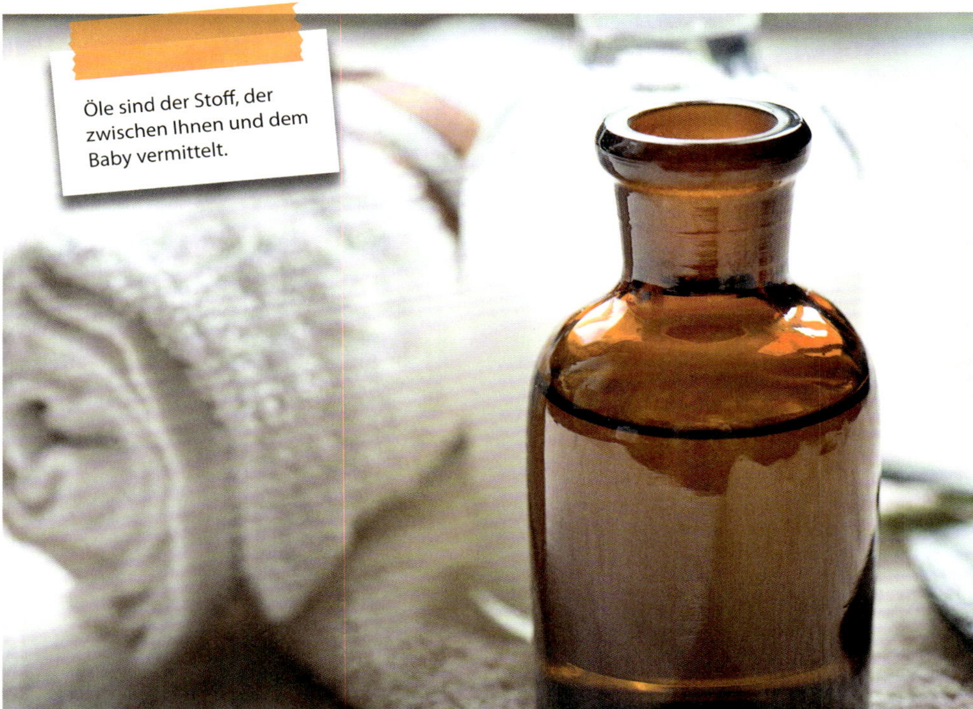

Öle sind der Stoff, der zwischen Ihnen und dem Baby vermittelt.

Massageöle im Vergleich

	PFLANZENÖLE	PARAFFINÖLE basieren auf Erdöl – dem ältesten natürlichen Öl der Welt
HALTBARKEIT	• können ranzig werden • sind empfindlich gegen Sauerstoff, Hitze und UV • sind nur begrenzt haltbar, deshalb angegebene Haltbarkeitsdauer beachten	• können nicht ranzig werden • bleiben sehr lange stabil (inert)
REINHEIT	• können Pestizid- und/oder Insektizidrückstände enthalten • raffinierte Öle sind rückstandsfreier als kaltgepresste Öle • können allergene Bestandteile enthalten • sind farbig • Qualität/Zusammensetzung schwankt • nur kosmetische Öle verwenden	• allergenfrei, für Allergiker geeignet • gut hautverträglich • hochgereinigt • destilliert, raffiniert • definierte Qualität • farb- und geruchlos
WIRKSTOFFE	• enthalten Wirkstoffe wie Vitamine, Fettsäuren (Triglyceride), Flavonoide und Phytosterine • wirken entzündungshemmend durch mehrfach ungesättigte Fettsäuren	• enthalten keine Wirkstoffe
PFLEGE-EFFEKT	• wirken rückfettend • können von Enzymen in der Haut verstoffwechselt werden, dadurch entsteht ein kürzerer Pflegeeffekt	• Der pflegende Effekt hält länger an, weil sie nicht von der Haut aufgenommen werden, daher entsteht möglicherweise ein fettigeres Hautgefühl

Beide Öltypen erhöhen die Wasserspeicherung in den oberen Hautschichten und vermindern die Austrocknung. Gleichzeitig schützen sie die Haut vor äußeren Einflüssen, unterstützen ihre Erholung und fördern die Hautglättung.

Quelle: Dr. Matthias Hauser, Johnson & Johnson GmbH

Rituale und Massagen

Rituale sind wichtig im Familienalltag. Sie geben dem Baby Sicherheit, Halt und Orientierung. Es hat so die Chance, neue Dinge besser einzuordnen und seine Handlungskompetenzen schrittweise zu erweitern. Auch Ihnen als Eltern oder den Geschwistern helfen Rituale, den turbulenten Familienalltag zu strukturieren. Rituale sind nichts Kompliziertes; wichtig ist nur, dass sie immer in der gleichen Reihenfolge und in Ruhe ablaufen.
Sie als Eltern entscheiden, welche Fixpunkte oder Ereignisse im Tagesablauf für Sie wichtig sind. Diese werden dann bewusst und achtsam gestaltet und in immer gleicher Art und Weise vollzogen. So kann zum Beispiel die Gute-Nacht-Geschichte oder das Schlaflied, jede gemeinsame Mahlzeit, die Körperpflege oder eben die Babymassage zum Ritual werden. Ebenso können Lieder, Verse und Spiele den Alltag begleiten und zum Signal für ganz bestimmte Dinge werden oder bestimmte Gefühle hervorrufen.

ENTSPANNUNGSRITUAL FÜR ELTERN

Es ist wichtig, dass sich die massierende Person zuerst selbst entspannt. Das wichtigste Werkzeug ist dabei unser Atem. Zentrieren Sie sich, indem Sie bewusst durch die Nase und ohne Pause in den Bauch ein- und ausatmen. Eine Atemübung für Eltern finden Sie auf Seite 11.
Setzen Sie »Zeichen«, die auch Ihnen selbst helfen, auf Entspannung umzuschalten. Das kann eine für den Massagezweck speziell ausgesuchte Musik sein, ein Glöckchen oder Klangschalenton, ein gemütlicher, warmer Platz in Ihrer Wohnung, das Lieblingsmassageöl ... Die Türklingel und Handy beziehungsweise Telefon schalten Sie für diese Zeit aus. Das gibt Ihnen die Gewissheit, nicht gestört zu werden.

KLEINE MEDITATION ZUR EINSTIMMUNG: HERZSONNE

- Setzen Sie sich bequem hin und lockern Sie Ihre Schultern, so gut es geht.
- Konzentrieren Sie sich auf die verbundene Bauchatmung im unteren Bauch.
- Tanken Sie mit jeder Einatmung Kraft und lassen Sie mit jeder Ausatmung eine Last los.
- Kommen Sie mit jeder Ausatmung tiefer auf der Unterlage an.
- Gehen Sie nun mit Ihrer Aufmerksamkeit in Ihr Herz. Da ist eine kleine orangegelbe Sonne, die mit jedem Herzschlag größer und wärmer wird, die ihre warmen Strahlen durch Ihren ganzen Körper sendet und zu Ihrem Kind fließen lässt.

DIE ERLAUBNISFRAGE

Ihr Baby kann bereits deutlich zeigen, ob es Lust hat, etwas mit Ihnen zu tun oder nicht. Babys, die gelernt haben, dass ihr Neinsagen respektiert wird, können sich als Kinder besser davor schützen, Dinge zu tun, die ihnen aufgedrängt werden. Wenn alles, was Sie zur Massage benötigen, bereit liegt (siehe Seite 42, beginnen Sie jede Massage mit dem gleichen Ritual.
Fragen Sie Ihr Baby, ob es massiert werden möchte. Zeigen Sie Ihrem Baby dabei Ihre ge-

Neinsagen erlaubt

Lehnt Ihr Kind ein Massageangebot ab und Sie respektieren das, kann Ihr Kind darauf vertrauen, dass es »ungestraft« Nein sagen darf und wirklich selbst darüber entscheiden kann, was ihm guttut und was nicht. Sein Selbstbewusstsein wird dadurch von Anfang an gestärkt. Es gewinnt Zutrauen zu sich selbst und kann sich damit später leichter behaupten.

Wer Nein sagen kann, lässt sich auch weniger vereinnahmen. Als Mutter müssen Sie sich nicht so viele Sorgen machen, denn Sie können Ihrem Kind vertrauen. Auch das Loslassen – etwa bei der ersten Klassenfahrt oder wenn es auszieht – wird Ihnen auf dieser Vertrauensgrundlage wesentlich leichter fallen.

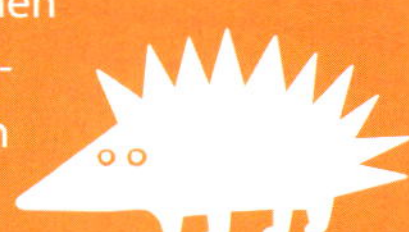

ölten Hände, sodass es die Möglichkeit hat, danach zu greifen. Warten Sie dann die Reaktionen Ihres Babys ab und gehen Sie darauf ein (Bild siehe Seite 18).

Das kann für Sie bedeuten, dass Ihr Baby möglicherweise Ihr Massageangebot ablehnt (Signale des Babys verstehen, siehe Seite 12, 13 und 14). Akzeptieren Sie seine Antwort, auch wenn es schwerfällt. Und wenn Ihnen jetzt Zweifel kommen, ob Sie Ihrem Baby damit zu viel »Macht« einräumen – vielleicht verbunden mit Kindheitserinnerungen –, lassen Sie die damit verbundenen Gefühle zu, sei es Traurigkeit oder Wut. Danach können Sie umso besser im respektvollen Miteinander aufeinander zugehen.

Körperkontakt und Lageveränderung während der Massagen

Hat Ihr Kind zu verstehen gegeben, dass es massiert werden will, bleiben Sie während der gesamten Massage in Körperkontakt. Wenn Sie noch ein wenig Öl benötigen, drehen Sie Ihre Handfläche nach oben, sodass Ihr Handrücken am Körper des Babys bleibt. Geben Sie ein wenig Öl in die Hand und verreiben es mit der anderen. Massieren Sie zunächst ein Bein, anschließend wiederholen Sie die Massage am zweiten Bein. Passen Sie Ihre Berührungen an die Bewegungen Ihres Babys an. Wenn Sie während der Massage bemerken, dass Ihr Baby im Moment andere Dinge lieber tun möchte, schenken Sie ihm weiterhin Ihre Aufmerksamkeit und beobachten Sie, was Ihr Baby macht.

SITZEN NUR AUS EIGENER KRAFT

Ein Baby kann sich nur allein aus einer unbequemen Haltung oder Position befreien, wenn es diese auch aus eigener Kraft einnehmen kann. Deshalb ist es wichtig, die natürlichen Bewegungsabläufe des Babys zu unterstützen, es aber nicht mit Haltungen zu überfordern, die es aus eigener Kraft noch nicht ausführen kann.

SO DREHEN SIE IHR KIND BEHUTSAM UM

Wenn Sie während der Massage die Position Ihres Babys verändern, können Sie Ihr Baby anregen, die Dreh- und Rollbewegungen mitzumachen, wie auf Seite 48 beschrieben.

DREHEN UND HOCHNEHMEN

- Führen Sie Babys Unterarme mit beiden Händen vor.
- Bewegen Sie Ihr Baby aus der Rückenlage über die Seite. Der Kopf ist dabei leicht nach vorn geneigt. So kann er nicht nach hinten zurückkippen. (1)
- Diese Bewegung können Sie weiter fortführen, entweder um das Baby in die Bauchlage zu drehen oder um es auf den Arm zu nehmen.
- Beim Hochheben heben Sie zuerst die Schultern, dann über die Seite die Hüfte, die Knie und zum Schluss die Füße von der Unterlage ab. (2)

So kann Ihr Baby von Anfang an seinen Kopf allein halten und die Drehbewegungen mitmachen, die später wichtig werden, wenn es sich selbst umdrehen und aufrichten möchte. Indem es aktiv an der Bewegung teilnehmen kann, wird seine Kompetenz und Eigenständigkeit angeregt.

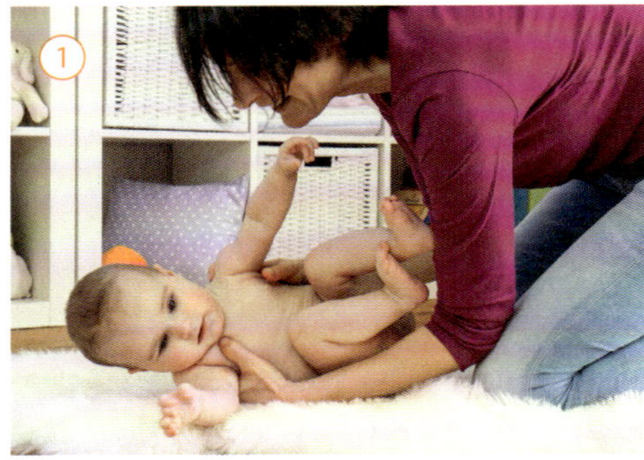

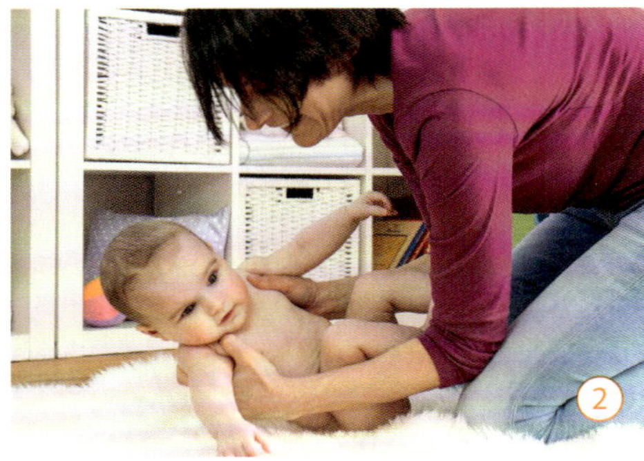

Babymassage zu Hause oder im Kurs?

Dieses Buch will dazu anregen, Babymassage als wohltuenden Bestandteil in das Familienleben zu integrieren. Das gelingt natürlich am besten zu Hause im vertrauten Umfeld und zu dem Zeitpunkt, der sich für Sie und Ihr Baby richtig anfühlt.

Wenn sich Ihr Familienalltag mit dem neuen Erdenbürger so weit eingespielt hat, dass es keinen Stress bedeutet, einen festen Termin in der Woche wahrzunehmen, dann spricht nichts gegen die Teilnahme an einem Babymassagekurs. Termine außer Haus können den Mutter-Kind-Alltag zu Hause bereichern. Sie treffen Leute, die sich in der gleichen Lebenssituation befinden, Sie werden voneinander lernen und sich auch außerhalb des Kurses gegenseitig unterstützen. Bedenken Sie bei Ihrer Planung, dass auch die Zeit für einen Rückbildungskurs naht. Manche Hebammen bieten diesen in Kombination mit Babymassage an.

IDEAL WÄRE DAS ZUSAMMENSPIEL VON BUCH UND KURS

Machen Sie Ihre ersten Erfahrungen mit Babymassagen zu Hause, können Sie es sich, so wie es für Sie und Ihr Kind passt, gemütlich machen. Am wichtigsten ist wirklich der »Wohlfühldraht« zwischen Ihnen und Ihrem Kind.
Die Massageanleitungen können eine Technik beschreiben, Gefühle und Erleben aber nur schwer wiedergeben. Wenn Sie die Babymassage in einem Kurs erlernen, erhalten Sie individuelle und situationsbezogene Beratung.

Was ist, wenn das Baby nicht mitmacht?

Es kann sein, dass Ihr Baby zum Kurstermin nicht für eine Massage bereit ist und Sie vielleicht nur an einer Puppe üben oder zuschauen. Dennoch können Sie dort Ihren Kopf ausschalten und schauen, erleben und fühlen, was bei den anderen Kursteilnehmern passiert. Das so Erlernte ist dann zu Hause anhand der Beschreibungen hier im Buch leichter nachzuvollziehen. Auch haben Sie an Ort und Stelle die Gelegenheit, Fragen zu stellen, und das hilft Ihnen, erlebte Reaktionen Ihres Babys besser zu verstehen und sicherer zu werden.

Ein Babymassagekurs ist besonders in den ersten Lebensmonaten sinnvoll, nachdem Sie das Wochenbett zu Ihrer Erholung genutzt haben.

DAS KURSKONZEPT

In den Kursen der Deutschen Gesellschaft für Baby- und Kindermassage wird kein Kind zu etwas gezwungen. Wir Erwachsenen müssen schon genug planen, aber unsere Babys sind da mitunter anderer Meinung: Eins hat Hunger, eins will schlafen, ein anderes ist durch die fremde Umgebung irritiert und weint, und das nächste hat die Windel voll – der ganz normale Babyalltag.
Alle diese Bedürfnisse haben Vorrang. Sie können sich ruhigen Gewissens um Ihr Baby kümmern, es stillen, wickeln, trösten oder einfach schlafen lassen und zuschauen. Die Massagegriffe üben Sie dann an einer Puppe. Die Tatsache, dass es anderen Eltern genauso geht, kann dabei sehr erleichternd sein. Die Erfahrung zeigt, dass auch Mütter oder Väter die Massagegriffe lernen, die nur zuschauen, etwa weil ihr Baby eingeschlafen ist. Zu Hause, in vertrauter Umgebung und zu einem günstigen Zeitpunkt, klappt es dann bestimmt. Zudem dienen die zu Hause gemachten Erfahrungen, im Kurs berichtet, den anderen Eltern als wertvolle Anregungen.

*»Ein Baby zu massieren ist eine Kunst …
Jeder Kunst liegt eine Technik zugrunde,
die man lernen muss.
Natürlich beinhaltet Kunst viel mehr
als Technik, und mit der Zeit wirst Du
zum Eigentlichen vordringen.«*

Frédérick Leboyer

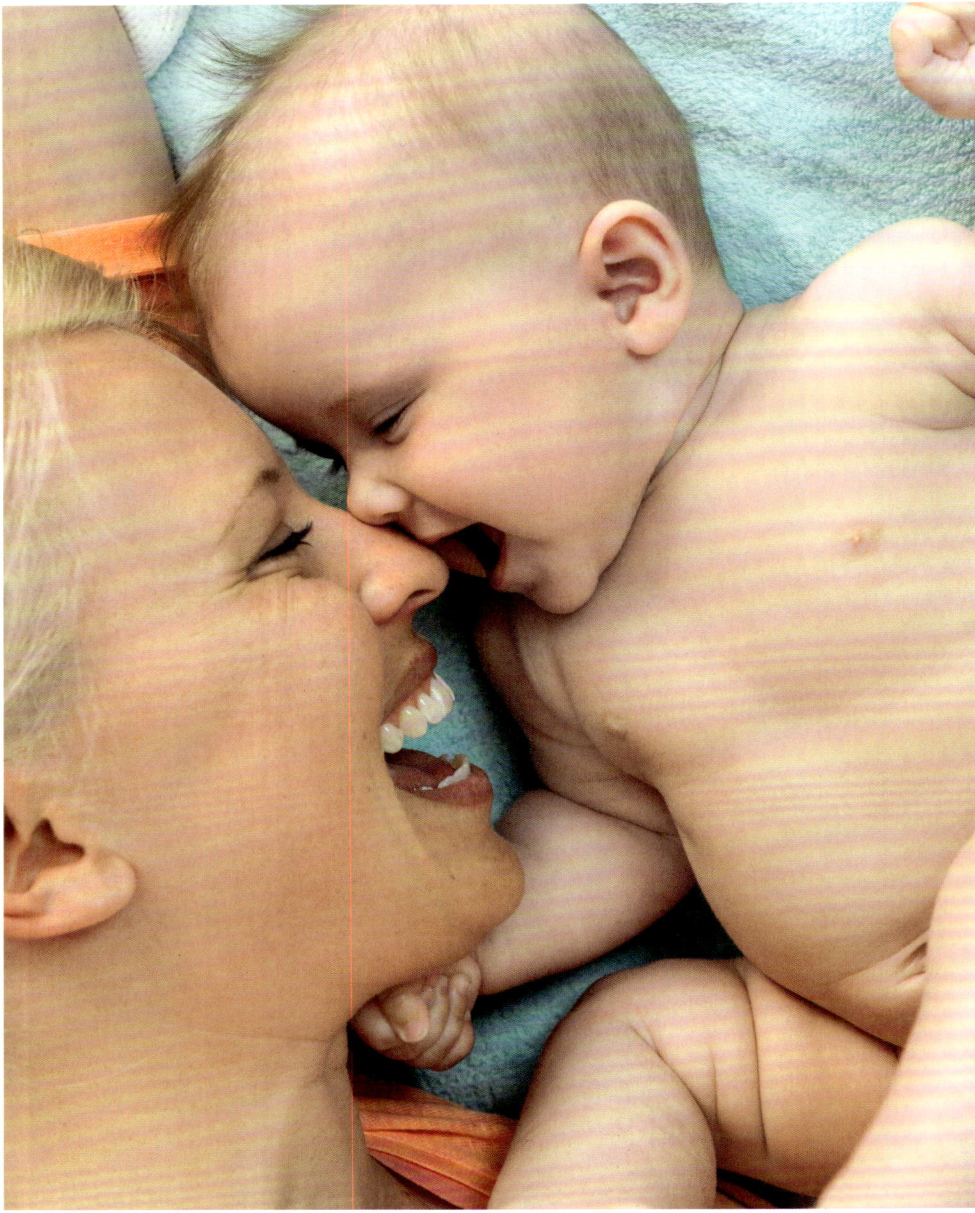

Liebevolle Babymassage

Mit den Massagen geben Sie Ihrem Kind das wunderbare Gefühl, auf dieser Welt angekommen zu sein. Bei jedem Spaziergang durch den Körper werden Sie sich besser verstehen und kennenlernen. Nach einer Weile stellt sich Routine ein, sodass Sie sich aufeinander freuen werden.

ANLEITUNGEN ZUR MASSAGE

Nun ist es so weit. Sie haben alle Vorkehrungen getroffen und stellen sich auf Ihr Baby ein, indem Sie ihm deutlich machen, was Sie vorhaben. Vielleicht möchten auch Sie selbst vorher noch wissen, was während einer Babymassage passiert?

Neben all den Aspekten der Entwicklungsförderung und der Ausbildung des Selbstvertrauens regt die Massage auch ganz unmittelbar Prozesse im Körper an, und zwar sowohl beim Baby als auch bei Ihnen als Masseur oder Masseurin. Bei beiden wird durch die Berührung der Haut das Hormon Oxytocin freigesetzt, das die zwischenmenschliche Bindung stärkt und deshalb manchmal Kuschelhormon genannt wird. Das Baby nimmt außerdem Ihren Herzschlag und Ihre Atemfrequenz wahr, ebenso Ihre Schweißbildung, Ihren Körpergeruch und Ihre Hauttemperatur und kann dadurch mitbekommen, ob Sie zum Beispiel entspannt, aufgeregt, aktiv oder inaktiv sind. Ihr Kind ist also voll im Bilde, erkennt Sie wieder, freut sich vermutlich darüber, dass Sie ihm wieder ganz nahe sind und mit dem Massageritual wohl gleich beginnen werden. Blättern Sie noch einmal zurück zur Erlaubnisfrage auf Seite 20, um sich zu erinnern. Denn beim ersten Mal ahnt Ihr Baby ja noch nicht, was Sie vorhaben. Später wird das Fragritual zum Erkennungszeichen für die Massagezeit.

Anordnung und Reihenfolge der Massagen

Die folgenden Massageanleitungen sind nach Körperregionen geordnet, was jedoch nicht die Reihenfolge der Massagen von vornherein festlegen soll. Sie werden schnell herausfinden, was Ihrem Baby gefällt und was nicht, und einige Körperteile öfter und andere eher selten massieren. Gehen Sie dabei besonders achtsam vor. Es kann auch sein, dass Ihr Baby bestimmte Berührungen überhaupt nicht zulässt oder nur die Massage einer Körperregion auf einmal verkraften kann. Oder Sie beginnen mit den sanften Übungen, mit denen man allmählich und spielerisch immer weiter in die Massageübungen eintauchen kann.

Es hat sich herausgestellt, dass die meisten Babys die Massage an Beinen und Füßen am liebsten mögen. Wenn Sie damit anfangen und sie ein paar Tage beibehalten, sodass das Baby sie verinnerlichen kann, haben Sie eine Grundlage, auf der Sie nach und nach die weiteren Griff-Folgen einführen und aufbauen können.

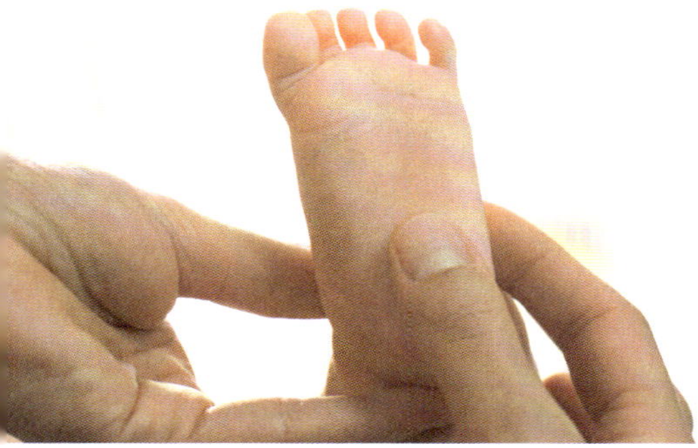

Nach ein paar Tagen gehen Sie zur Bauchmassage über. Probieren Sie aus, ob Ihr Kind schon Bein- und Bauchmassage während einer Anwendung haben möchte, oder ob das Neue vorerst vollkommen ausreicht.

Nach der Bauchmassage hat es sich bewährt, die sanften Übungen zur Förderung der Entwicklung einzuführen, die die Nerven stimulieren. Auf diese Weise kann Ihr Baby Vertrauen gewinnen und sich für die anschließende Massage des empfindsamen Brustbereiches und für die Armmassage öffnen. Zum Schluss werden die Massagegriffe für Rücken und Gesicht eingeführt.

Da die Gesichtsmassage ohne Öl auskommt, massieren Sie das Gesicht am besten zuerst und ölen erst danach die Hände ein, oder Sie massieren das Gesicht ganz am Schluss, wenn das Öl an den Händen schon weitgehend eingezogen ist.

Es ist allerdings eher unwahrscheinlich, dass sich ein Baby von Kopf bis Fuß in einem Durchgang massieren lässt. Macht es nicht so lange mit, massieren Sie einzelne Körperteile in jeder Massagesitzung abwechselnd, immer unter der Voraussetzung, dass Ihr Baby Ihnen nach der Frage auch die Erlaubnis erteilt hat. Dann kann dabei nichts schiefgehen.

Massagen zwischendurch

Die Hände können auch unkompliziert mal zwischendurch massiert werden, da Sie Ihr Baby dafür nicht ausziehen müssen. Auch die sanften Übungen ab Seite 75 sind als »Unterhaltungsbeitrag« für zwischendurch gut geeignet. Die folgenden Massageanleitungen können eine Technik beschreiben, Gefühle und Erleben aber nur schwer wiedergeben. Konzentrieren Sie sich beim Üben zu Hause mehr auf sich und Ihr Kind als auf die Richtigkeit der Griffe. Setzen Sie sich nicht unter Druck, alles perfekt machen zu müssen, und bleiben Sie bei sich selbst. Dann können Sie auch die Gefühle Ihres Babys wahrnehmen.

Ein Vorschlag für die Reihenfolge der Massagen

- Massagen an Beinen und Füßen ab Seite 54
- Massagen für den Bauch ab Seite 59
- Einfühlsame Brustmassagen ab Seite 62
- Massagen an Armen und Händen ab Seite 64
- Massagen fürs Gesicht ab Seite 69
- Rückenmassagen ab Seite 72
- Mit sanften Übungen die Entwicklung fördern ab Seite 75

Goldene Regeln – bitte beachten

- Vermeiden Sie unbedingt, eine Massagesitzung im Brustbereich oder Schulter-Armbereich zu beginnen. Diese Regionen sind oftmals sehr berührungsempfindlich. Fangen Sie deshalb bei Beinen und Füßen an zu massieren, damit Ihr Baby mit dem Massageritual vertraut ist, ehe Sie mit der Brust- oder Kopfmassage sein Innerstes berühren.
- Wenden Sie Berührungsentspannung von Seite 84, die sanften Übungen von Seite 75 oder besonders beliebte Massagegriffe vorher an und führen behutsam auf die Berührung an sensiblen Körperteilen hin.
- Beim Wechsel der Massagegriffe oder erneutem Einölen halten Sie immer mit einer Hand Körperkontakt zum Kind. Dadurch reißt Ihr »Draht« zueinander nicht ab.

Massagen an Beinen und Füßen

Beginnen wir mit der Massage von Beinen und Füßen und tasten uns im wahrsten Sinne des Wortes in die Wunderwelt des ganzen Babykörpers vor – achtsam und mit Respekt.
Wir beginnen die Massage an den Beinen, weil die meisten Babys an dieser Stelle am empfänglichsten für die Massage sind und dort weniger negative Berührungserfahrungen gemacht haben.

INDISCHES STREICHEN

Löst Spannungen, fördert die Durchblutung der Füße, erwärmt das ganze Bein und wirkt beruhigend.

- Umschließen Sie mit einer Hand den Unterschenkel nahe beim Fußgelenk, mit der anderen den Oberschenkel nahe an der Hüfte. Ihre Finger berühren dabei die Beinoberseite, während die Daumen an der Beinunterseite entlangstreichen. (1)
- Die Hand streicht nun sanft vom Oberschenkel außen über das Knie über den Unterschenkel hinunter zum Knöchel hin.

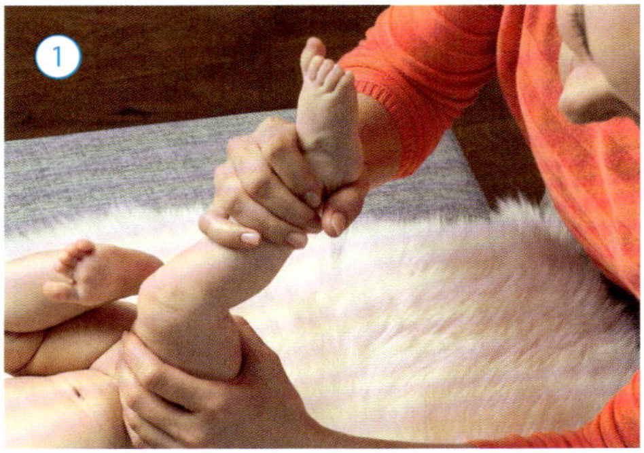

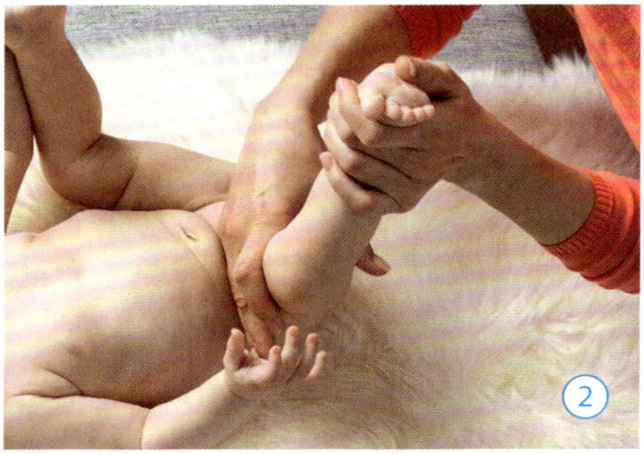

- Ihre zweite Hand greift vom Fußgelenk zum Oberschenkel und streicht genauso auf der Innenseite des Beines in Richtung Fußgelenk. (2)
- Dann wechselt die erste Hand wieder zur Ausgangsposition. Lassen Sie eine Hand während des Wechsels am Unterschenkel, um den Körperkontakt aufrechtzuerhalten.
- Achten Sie darauf, die Fußsohle nicht zu berühren. Es kann sonst zu einer reflexartigen Reaktion kommen, die zu einer Anspannung der gesamten Beinmuskulatur führt. In diesem Moment ist die Muskulatur nicht mehr sensibel für die Berührung. Sollte es doch einmal passieren, warten Sie, bis sich die Muskeln wieder entspannt haben und streichen weiter. Ihre Berührungen sollten nicht kitzeln.

Babys Po liegt auf einer wasserfesten Unterlage. Häufig bewegt sich das Baby während der Massage. Passen Sie die Streichbewegungen dann an die veränderte Position an.

UMSCHLIESSEN UND GLEITEN

Wirkt anregend und kräftigt die Muskeln.

- Beide Hände umschließen den Oberschenkel und führen eine Drehbewegung nach unten durch. Dabei gleiten die Hände vom Oberschenkel zum Unterschenkel bis an den Fuß. (1)
- Im Bereich des Kniegelenkes findet keine Drehbewegung statt, denn eine Verdrehung ist hier unbedingt zu vermeiden.
- Die Hände streichen sanft über den Kniebereich, ohne den Kontakt zu verlieren.

STREICHEN ÜBER DIE FUSSSOHLE

Regt die Reflexzonen an, wirkt entspannend und unterstützt Wachstum und Entwicklung.

- Umschließen Sie mit beiden Händen den Unterschenkel. Die Finger sind auf der Beinoberseite, die Daumen streichen nacheinander von der Ferse zu den Zehen hin. (2)
- Beobachten Sie, wie Ihr Baby auf diese Massage reagiert. Wie fühlt sich das an? Manche Babys mögen nicht an den Füßen massiert werden. Das Baby zeigt Ihnen, ob es die Massage am Fuß genießt oder nicht.

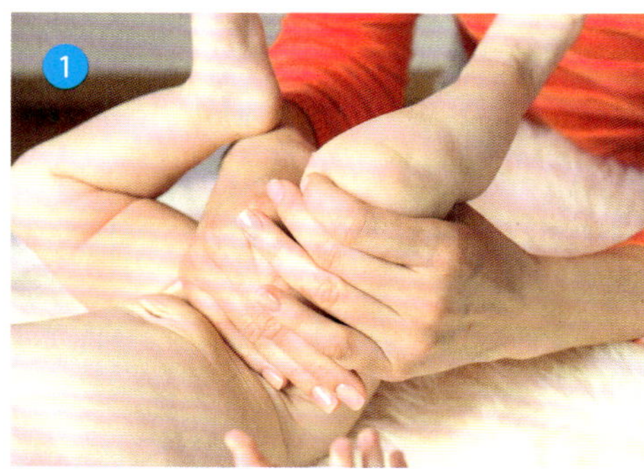

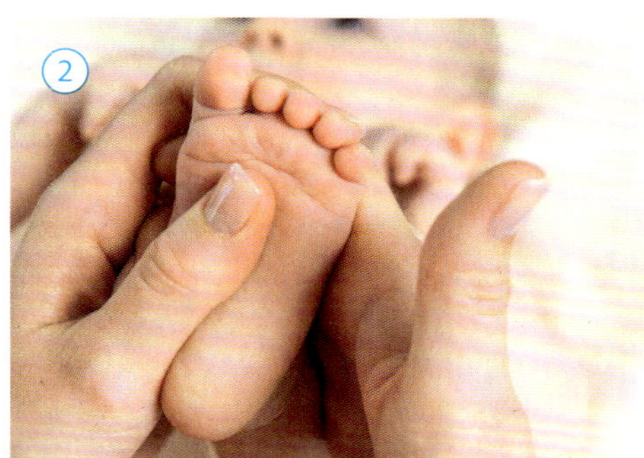

Bei kleinen Babys kommt es häufig zu einer reflexartigen Reaktion, sodass die Zehen- und Fußmuskulatur angespannt wird. Warten Sie, bis sich die Muskeln wieder entspannt haben und streichen dann weiter. Ihre Berührungen, so auch am Fuß, sollten möglichst nicht kitzeln.

ZEHENROLLEN

Hilft, Körpergefühl aufzubauen und regt alle Sinne an.

- Nach dem letzten Streichen zu den Zehen hin bleiben Ihre Finger dort. Kreisen Sie nun mit Daumen und Zeigefinger auf und unter jedem Zeh.
- Die andere Hand gibt dem Unterschenkel weiterhin sicheren Halt. Viele Babys beobachten gerade die Fußmassage sehr aufmerksam.
- Dies ist eine schöne Möglichkeit, einen kleinen Reim zu sprechen oder dem Kind ein Lied zu singen.

IMPULSE AUF BALLEN UND FERSE

Wirkt entspannend auf den ganzen Körper, speziell aber auf Schulter und Brust.

- Legen Sie Ihren Zeigefinger quer unter die Zehen auf den Ballen und führen Sie leichte Druckbewegungen an dieser Stelle aus. (1)
- Die gleiche Bewegung wird anschließend am Anfang der Ferse, unterhalb des Mittelfußes, durchgeführt. Massieren Sie diese Stelle sanft.

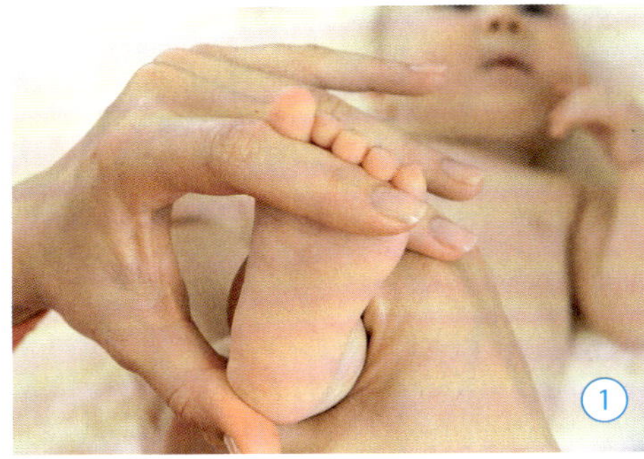

TAPPEN AUF DER FUSSSOHLE

Wirkt positiv auf das Wachstum, wirkt unterstützend auf Körperbewusstsein und Entwicklung und regt die Reflexzonen an.

- Umschließen Sie mit den Fingern den Unterschenkel nahe am Fußgelenk.
- Ihre Daumen bewegen sich »tappend« über die gesamte Fußsohle bis zu den Zehen.

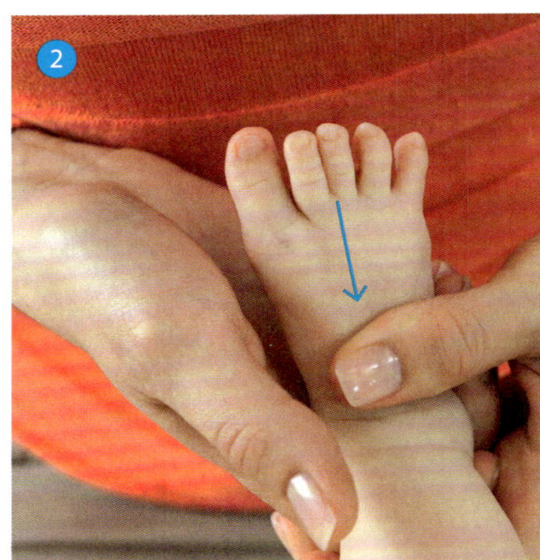

FUSSRÜCKEN STREICHEN

Stärkt die Fußmuskulatur und wärmt die Füße.

- Der Unterschenkel des Babys ruht auf Ihren Fingern.
- Ihre Daumen streichen nacheinander rhythmisch und ruhig über den Fußrücken von den Zehen zum Fußgelenk hin. 2

KREISE UM DAS FUSSGELENK

Wirkt entspannend, löst emotionales Wohlbefinden aus und regt das Immunsystem an.

- Die Hände bleiben in der Position wie bei der Fußrückenmassage, das heißt, der Unterschenkel des Babys ruht weiterhin auf Ihren Fingern, und die Daumen umkreisen das Fußgelenk – fast so wie eine kleine Perlenkette.

SCHWEDISCHES STREICHEN

Wirkt anregend, fördert die Durchblutung, kräftigt die Muskulatur. Den folgenden Massagegriff haben Sie und Ihr Baby bereits kennengelernt als entspannendes »Indisches Streichen« – allerdings in umgekehrter Richtung.

- Geben Sie dem Beinchen am Unterschenkel mit beiden Händen Halt. Ihre Finger liegen auf der Beinoberseite, die Daumen auf der Beinunterseite. 3
- Die erste Hand streicht von der Unterschenkelaußenseite über das Knie zum Oberschenkel hin.
- Sie greift dann zurück zum Unterschenkel, direkt unter das Fußgelenk.
- Anschließend wiederholt die zweite Hand die gleiche streichende Bewegung an der Beininnenseite zum Oberschenkel hin. 4
- Achten Sie darauf, dass die Hand am Unterschenkel jeweils den Abstand zur Hüfte einhält.

Sie können in vielen Fällen einen deutlichen Unterschied zwischen dem massierten und dem nicht massierten Bein spüren. Die Beinchen fühlen sich dann unterschiedlich schwer an und unterscheiden sich oft in Bezug auf Wärme und Farbe. Auch die Körperspannung kann eine andere sein.

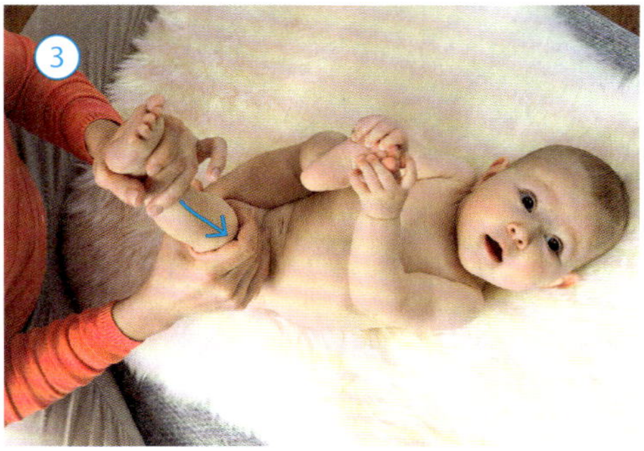

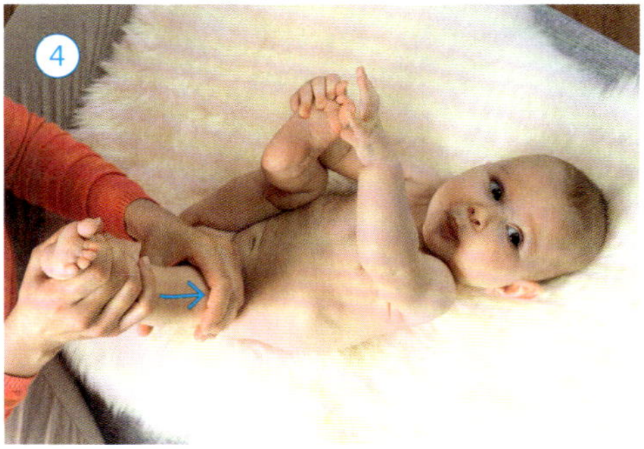

BEINROLLEN

Wirkt entspannend, lockert die Muskulatur.

- Umschließen Sie das Beinchen mit beiden Händen. Ihre Fingerspitzen ruhen am Oberschenkel, die Handwurzeln am Unterschenkel. 1
- Bewegen Sie Ihre Hände sanft so auf und ab, dass das Beinchen gewiegt beziehungsweise gerollt wird.
- Wenn Ihr Baby nach der Massage des ersten Beinchens noch mag, führen Sie die gleichen Bewegungen am anderen Bein durch.

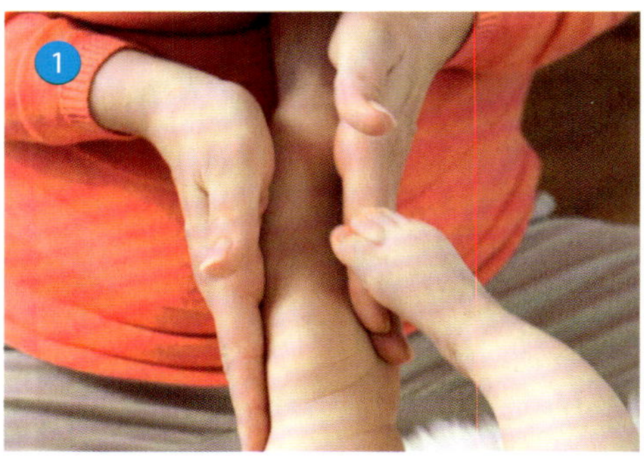

Dieser Massagegriff kann genauso viel Freude machen, wenn Sie die Rollbewegung schneller machen. Das mögen viele Babys sehr gerne und bekunden dann ihre Freude daran.
Achten Sie darauf, dass der Unterschenkel auf jeden Fall gestützt ist. Das gilt ganz besonders, wenn das Baby größer geworden ist. Stützen Sie das Füßchen dann an Ihrer Brust ab und umschließen Sie den Oberschenkel so, dass sich die Fingerspitzen auf der Beinoberseite begegnen.

ENTSPANNUNG FÜR DEN PO

Entspannt die ganze Wirbelsäule und regt das Körperbewusstsein an.

- Gleiten Sie mit beiden Händen unter den Po des Babys und kreisen mit den Fingern über die beiden Gesäßbacken nach innen.
- Um eine Verbindung aller massierten Körperteile herzustellen, verfahren Sie, wie bei »Integration Beine & Füße« beschrieben.

INTEGRATION BEINE & FÜSSE

- Ihre Hände gleiten nochmals unter den Po und streichen von dort unter den Oberschenkeln und den Unterschenkeln zu den Füßen hin. Alle massierten Regionen werden so nochmals berührt.

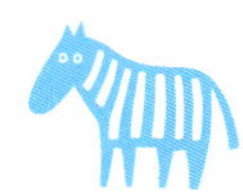

Abschlussritual

Zum Abschluss können Sie Ihrem Baby zeigen, wie schön die gemeinsame Zeit der Massage für Sie war und dass Sie sich selber wohlgefühlt haben. Das gefällt auch Babys sehr gut. Wählen Sie ein Lied oder einen Reim aus und bleiben Sie zunächst bei diesem Spruch, damit Ihr Kind diesen als Ritual erkennt. Babys wird es nie langweilig, immer wieder denselben Spruch zu hören. Von großer Vielfalt sind sie eher irritiert.

Massagen für den Bauch

Die Bauchmassage wirkt anregend auf die Darmfunktionen. Blähungen und Verstopfung können regulierend beeinflusst werden, sodass das Baby zur Ruhe kommen kann. Die Massage findet im »weichen Teil« des Bauchs statt.
Beginnen Sie die Bauchmassage mit Ihren ruhenden Händen. Lassen Sie Ihrem Baby Zeit, Ihre warmen, beruhigenden Hände am Bauch wahrzunehmen.

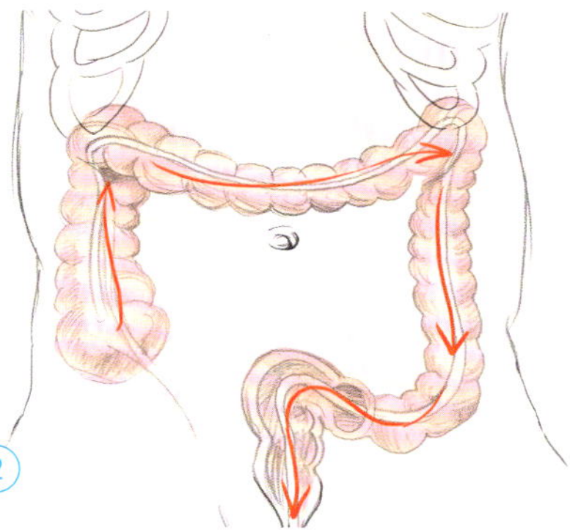

2

Die meisten Bauchmassagegriffe verlaufen im Uhrzeigersinn unterhalb der Rippenbögen um den Nabel herum beziehungsweise folgen dem Dickdarmverlauf. Ihre Hände gleiten gefühlvoll über den Bauch. Die Wirkung der Massage lässt sich ohne intensiven Druck in den Bauch erreichen.
Der Dickdarm verläuft aufsteigend, quer und absteigend. In diese Richtung, also mit dem Uhrzeigersinn und aus dem Körper hinaus, wird der Unterbauch massiert – niemals andersherum. Die unteren Rippenbögen bilden die obere Grenze für die Bauchmassagen. (2)

WASSERRAD

Erleichtert Blähungen und Verstopfungen und entspannt die Bauchmuskulatur. Diese Massage ist Teil der Kolikmassage auf Seite 91.

- Machen Sie eine fließende Bewegung mit Ihren entspannten Händen über das Bäuchlein. Dabei streicht immer eine Hand in Richtung der Leisten und wird von der anderen so abgelöst, dass stets Körperkontakt besteht. (3)
- Drehen Sie dabei die Hände über die Handfläche zur Handkante und bewegen Sie sie wie die Schaufeln eines Wasserrades.

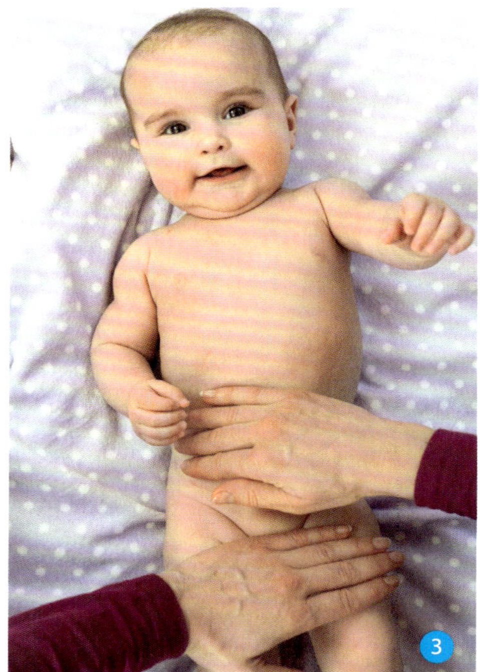

3

Dieser Massagegriff kann bei sehr angespanntem Bauch auch mit erhobenen Beinchen gemacht werden. Dadurch wird die Bauchmuskulatur entspannt, und die Berührung wirkt tiefer. Das Abgehen von Winden wird erleichtert.

ZU DEN SEITEN AUSSTREICHEN

Vertieft die Atmung und regt außerdem die Darmbewegungen an.

- Ihre Finger ruhen an beiden Hüften und geben dem Baby Begrenzung und Halt. Die beiden Daumen liegen unterhalb des Nabels parallel nebeneinander und streicheln gleichzeitig seitwärts zu den Hüften.
- Führen Sie nun die Daumen zur Ausgangsposition auf der Bauchmitte zurück, während die Handflächen weiterhin an der Hüfte ruhen, und wiederholen Sie die streichende Bewegung seitwärts.
- Achten Sie darauf, dass Ihre Bewegungen gleichmäßig sind, damit das Baby auf beiden Körperhälften das Gleiche spürt.

SONNE UND MOND

Lässt Winde abgehen und lindert Darmkrämpfe. Diese Übung ist auch Teil der Kolikmassage (siehe Seite 91).

- Malen Sie mit Ihrer linken Hand im Uhrzeigersinn eine »Sonne« um den Nabel (rote Kreislinie). (1)
- Die rechte Hand beschreibt einen »Halbmond« außen um die Sonne herum. Während Sie die Kreisbewegung der »Sonnenhand« kontinuierlich beibehalten, setzen Sie mit der »Mondhand« bei zirka neun Uhr auf dem Bauch an und streichen einen Halbmond bis auf die Position von fünf Uhr (grüne Linie in der Zeichnung). (1)
- Greifen Sie über die »Sonnenhand« wieder auf die Position neun Uhr und setzen so den Kreis fort.

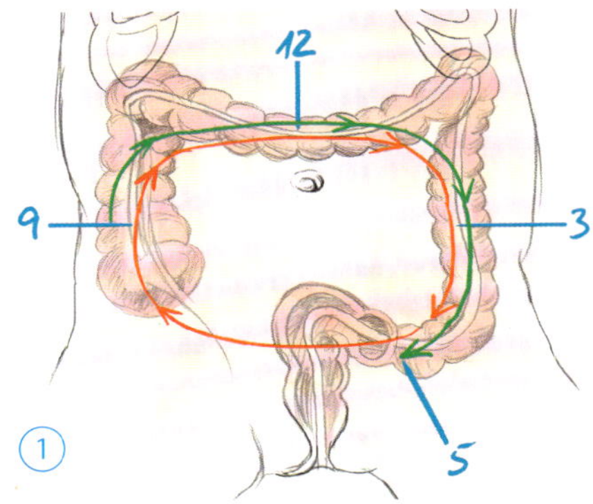

(1)

Sollte Ihnen dieser Massagegriff nicht gleich auf Anhieb gelingen – macht nichts: Ihr Baby nimmt es Ihnen nicht übel, wenn Sie noch etwas üben.

ICH LIEBE DICH

Unterstützt die Darmbewegungen und ist hilfreich bei Verstopfung. Die Übung massiert die hinteren Darmabschnitte auf Babys linker Bauchseite am intensivsten.

- Ihre linke Hand ruht an der Hüfte, während Ihre rechte Hand ein »I«, wie »Ich«, auf die linke Seite von Babys Bauch malt, aus Ihrer Sicht ist dies die rechte Seite (rote Linie). (2)

- Malen Sie mit derselben Hand ein auf dem Kopf stehendes »L«, wie »Liebe«, von der rechten Bauchseite des Babys zur Linken und von dort abwärts Richtung Leiste (blaue Linie). 2
- Die Bewegung wird mit einem offenen gedrehten »D« für »Dich« weitergeführt, das von der unteren rechten Körperseite des Babys (von Ihnen aus gesehen links) aufsteigt, einen Halbkreis unter den Rippenbögen zeichnet und zur linken unteren Körperseite absteigt. Aus Ihrer Sicht geht es auf der rechten Seite hinunter (grüne Linie). 2

Sie können Ihr Baby zum Loslassen ermuntern, indem Sie sagen: »Ich liebe dich«, während Sie die Rippenbögen streichen. Babys hören sehr gerne, dass sie geliebt werden.

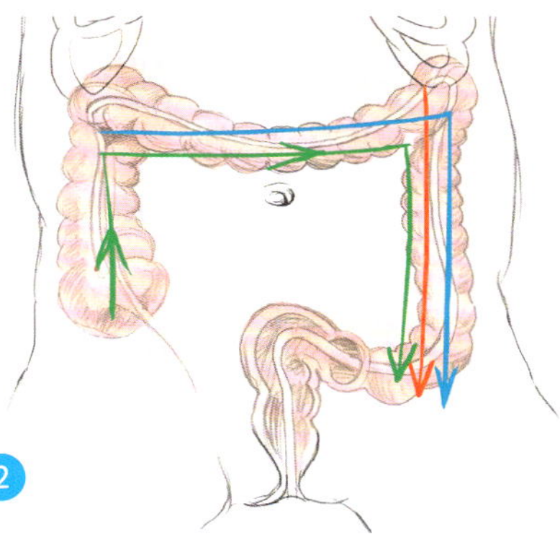

2

FINGERTAPPEN AUF DEM BAUCH

Lässt Winde abgehen.

- Die linke Hand ruht an der rechten Hüfte Ihres Babys, Ihre rechte Hand liegt entspannt quer auf dem Bauch Ihres Kindes, die Fingerspitzen zeigen zu Ihrer linken Hand.

3

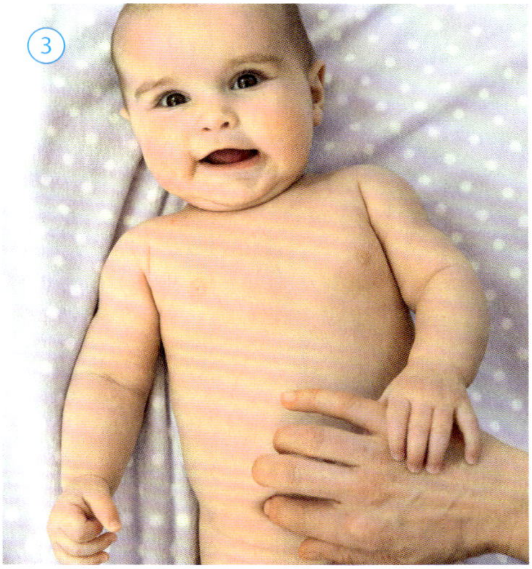

- Tappen Sie nun mit den Fingerspitzen rückwärts in Richtung Nabel und dann weiter zur linken Körperseite. Halten Sie gleichzeitig so viel Körperkontakt mit der Hand wie möglich. Wenn die Bauchdecke hart ist, tappen Sie nur leicht, ist sie weich, können Sie sanft in die Tiefe fühlen. Dazu können Sie ein kleines Lied singen. 3
- Vielleicht spüren Sie ein Gluckern unter der Bauchdecke? Dann verweilen Sie mit den

Fingern auf dieser Stelle und machen kleine kreisende Bewegungen. Häufig kann man fühlen, wie das Gluckern verschwindet und das Baby mit Entspannung reagiert.

- Streichen Sie zum Abschluss mit beiden Händen über den Bauch und über die Beine zu den Füßen hin den Körper aus.

INTEGRATION BAUCH

Stärkt das Körpergefühl und wirkt gleichzeitig entspannend.

- Nachdem Sie mit beiden Händen über den Bauch, Beine und Füße ausgestrichen haben, beenden Sie die Massage mit der umschließenden Haltung.
- Sie halten eine Hand unter dem Kreuzbein unter dem Po in Höhe der beiden Grübchen und eine Hand quer über dem Nabelbereich. 1
- Das wirkt besonders entspannend. Achten Sie darauf, dass auch Ihre Hände und Arme dabei entspannt und schwer sind.

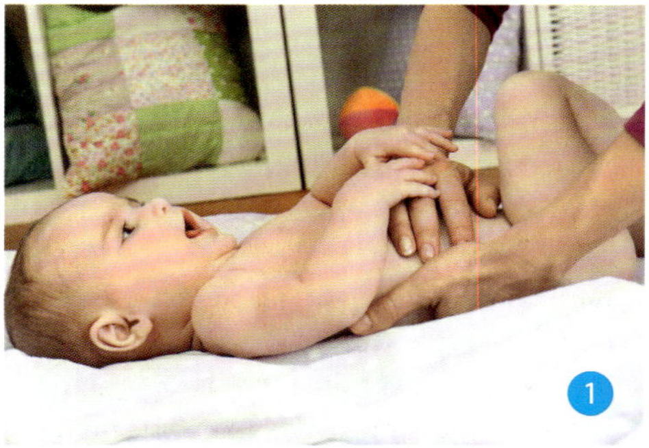

Einfühlsame Brustmassagen

Die Brust ist eine sehr empfindliche Körperregion. Entsprechend sanft und behutsam ist auch der Einstieg in die Brustmassage. Beobachten Sie außerdem aufmerksam die Reaktionen Ihres Kindes.

SO BEGINNT DIE BRUSTMASSAGE

Die Brustmassage beginnt mit Ihren ruhenden Händen auf der Brust des Babys.

- Führen Sie dazu Ihre Hände vom Bauch zur Mitte der Brust.
- Bei der Atmung hebt und senkt sich der Brustkorb. Machen Sie diese Bewegung mit Ihren Händen mit.
- Geben Sie Ihrem Baby und sich selbst Zeit zum Spüren und Wahrnehmen.
- Sehr kleine Babys gehen in eine Schutzhaltung, indem sie reflexartig ihre Arme vor der Brust verschränken. Respektieren Sie diese Schutzhaltung, indem Sie Ihre Hände auf die verschränkten Ärmchen legen und das Kind sanft hin und her wiegen.
- Gibt Ihr Baby Ihnen zu verstehen, dass es massiert werden möchte, gleiten Sie behutsam mit ein oder zwei Fingern jeder Hand unter den verschränkten Armen hindurch auf die Brustmitte und führen Sie die Brustmassage nur mit diesen Fingern langsam und vorsichtig durch.

BESONDERS BEHUTSAME ERLAUBNISFRAGE

Halten Sie Ihre eingeölten Hände für eine Weile wenige Zentimeter über den Brustkorb Ihres Babys, ohne dass Sie ihn berühren. Das Baby wird die Wärmestrahlung Ihrer Hände spüren und hat sowohl Zeit, sich auf die Berührung einzustellen, als auch Gelegenheit, Nein zu sagen, indem es Ihre Hände zur Seite schiebt, weint oder andere Rückzugssignale aussendet (siehe Seite 14). Nimmt es Blickkontakt auf oder greift nach Ihren Händen, sagt es Ja.

OFFENES BUCH

Vertieft die Atmung und wirkt stimulierend.

Das »offene Buch« ist ein Massagegriff, bei dem die Liebe rein- und der Kummer rausgelassen werden kann. Fängt Ihr Baby bei dieser Brustmassage an zu weinen, um seine Gefühle zu entlasten, halten Sie mit der Massage inne und hören ihm zu. Ablenkung oder Schnuller geben kann hier das falsche Signal sein.

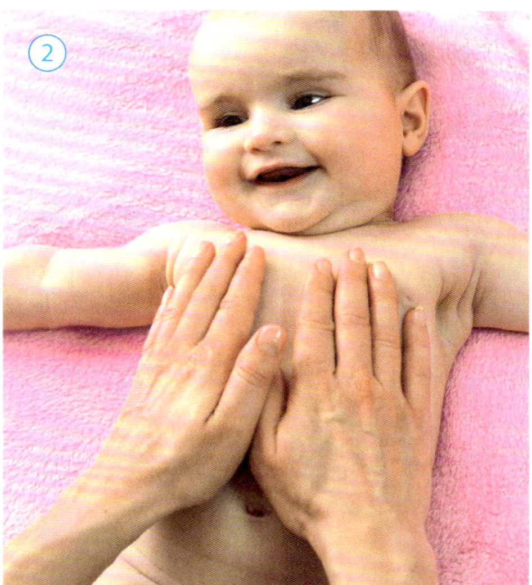

- Streichen Sie Ihre flachen Hände von der Brustmitte seitlich auswärts in Richtung Schultern. (2)
- Wenn Sie dabei mit Ihren Händen ein Herz malen, kommen Sie von allein wieder in die Ausgangsposition zurück und können von vorn beginnen.

Für ältere Babys:

- Ältere Babys entspannen häufig bereits beim Streichen von der Brustmitte nach außen. Sie können die Streichbewegung dann über die Arme bis zu den Händen hin ausweiten.
- Führen Sie Ihre Hände nacheinander zurück zur Brustmitte. Auf diese Weise bleiben Sie immer mit Ihrem Baby in Kontakt.

SCHMETTERLING

Dieser Massagegriff wirkt stimulierend und schleimlösend. Außerdem überkreuzt er wechselseitig die Körpermitte und gibt somit abwechselnd Impulse an beide Gehirnhälften. Das fördert die Koordination und Lernfähigkeit.

- Streichen Sie, wie bei der Übung »Offenes Buch«, zuerst die Brust von der Mitte zur Seite aus. (2)
- Führen Sie die Hände seitlich an die Hüften und geben dem Baby so Begrenzung und Halt.
- Eine Hand streicht diagonal zur gegenüberliegenden Schulter, ein kurzes Verweilen mit

Pause für Ihren Rücken

Denken Sie beim Massieren auch an Ihren eigenen Rücken. Massieren Sie in Ihrem eigenen Atemrhythmus und führen Sie dabei folgende Übung aus: Atmen Sie in den Bauch ein, der Bauch wölbt sich vor, und Ihre Muskeln entspannen. Beim Ausatmen spannen Sie die Bauchmuskeln und den Beckenboden wieder an und richten Ihre Haltung wieder auf. Damit kräftigen Sie Bauch- und Beckenbodenmuskulatur, und Ihr Rücken wird nachhaltig entlastet.

leichtem Druck an der Schulter vermittelt Ihrem Baby das Gefühl von Sicherheit. 1, 2

- Die Hand streicht dann wieder zurück zur Ausgangsposition an die Hüfte.
- Die andere Hand führt die gleiche Bewegung diagonal zur anderen Schulter aus.

Führen Sie die Bewegung ruhig und rhythmisch durch. Sie werden bald auch Ihre eigene Entspannung spüren.

INTEGRATION BRUST

Stärkt das Körpergefühl und wirkt dabei entspannend.

- Als abschließendes Ritual streichen Sie über die Brust, den Bauch und abwärts zu den Füßen aus. Zeigen Sie Ihrem Baby, dass Ihnen die gemeinsame Zeit gutgetan hat.

Massagen an Armen und Händen

Die Armmassage besteht aus Massagegriffen, die Sie und Ihr Baby bereits von der Beinmassage her kennen. Massieren Sie zuerst den einen Arm, anschließend den zweiten. Beginnen Sie mit demjenigen Arm, mit dem Ihr Baby Kontakt zu Ihnen aufnimmt.
Die Arme und Hände werden vielleicht schon sehr aktiv benutzt, und Ihr Baby braucht seine Arme für wichtige Spiele, bei denen es lernt, seine Welt zu begreifen. Eigene Aktivitäten haben Vorrang. Schauen Sie Ihrem Baby zu und warten Sie einen geeigneten Augenblick für die Massage ab. Babys freuen sich, wenn sie für sich entscheiden können.

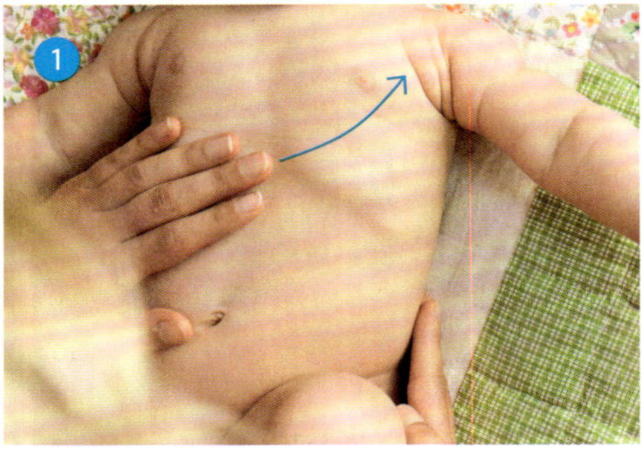

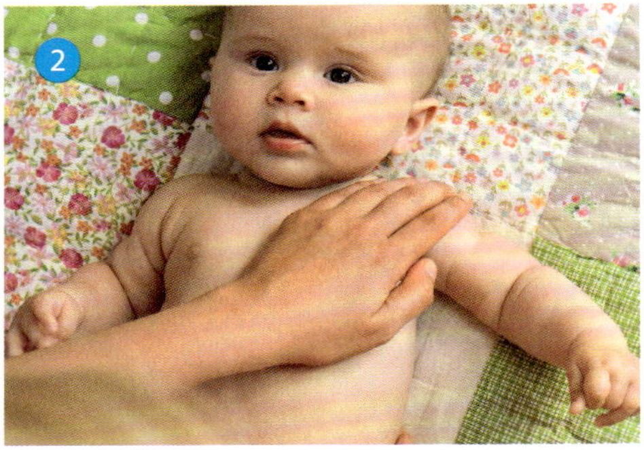

ACHSELHÖHLE AUSSTREICHEN

Regt die Lymphfunktionen an und stärkt das Immunsystem.

- Nehmen Sie spielerisch Kontakt zur Hand Ihres Babys auf. Vielleicht greift es auch schon bewusst nach Ihrer Hand.
- Führen Sie den Arm seitwärts nach außen oben. (3)
- Streichen Sie einige Male mit einem Finger durch die Achselhöhle.

Verzichten Sie auf diesen Griff, wenn Ihr Baby einen Infekt oder eine Erkrankung hat. Das gilt auch, wenn Ihr Baby mit gebeugten Armen in einer Schutzhaltung verharrt. Ist Ihr Baby unter den Achseln kitzelig, fühlt sich ein großflächiges Ausstreichen mit der flachen Hand angenehmer an als mit den Fingern.

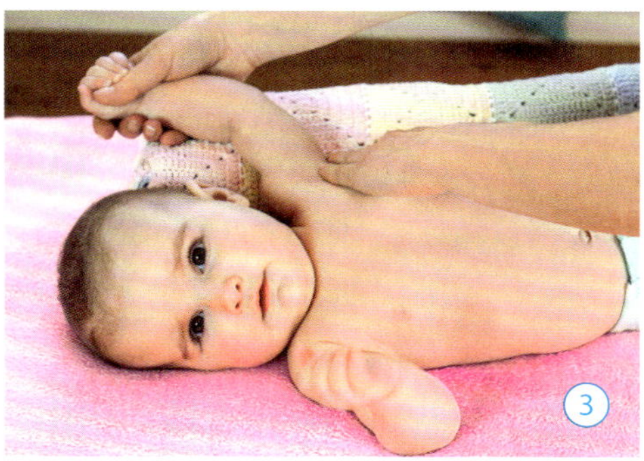

INDISCHES STREICHEN

Wirkt entspannend.

- Ihre Hand umschließt den Unterarm Ihres Babys nahe beim Handgelenk.
- Die andere Hand umschließt den Oberarm außen. Die Finger liegen dabei auf der Oberseite des Armes, die Daumen auf der Unterseite.
- Die obere Hand streicht nun vom Oberarm über den Ellbogen und den Unterarm bis zum Handgelenk hin (siehe Bilder 1 und 2 zu der Beinmassage auf Seite 54).
- Dabei wird die untere Hand gelöst und greift zum Oberarm innen um. Dadurch dass der Griff abwechselnd ausgeführt wird, entsteht ein ruhiger, stetiger Rhythmus.

UMSCHLIESSEN UND GLEITEN

Wirkt stimulierend, kräftigt die Muskulatur.

- Umschließen Sie den Oberarm an der Schulter mit den Fingern. Diese liegen auf der Oberseite des Armes, die Daumen auf der Unterseite.
- Führen Sie eine Drehbewegung der Finger zueinander durch. Dabei gleiten Ihre Finger vom Oberarm bis ans Handgelenk heran (siehe Bild 1 zu der entsprechenden Beinübung auf Seite 55).
- Die Finger streichen sanft ohne Drehbewegung über den Ellbogenbereich und bleiben so in Kontakt.

Im Bereich des Ellbogengelenkes findet keine Drehbewegung statt, um ein Verdrehen dieses sensiblen Bereichs zu vermeiden.

HANDMASSAGE

Wirkt entspannend und unterstützt die Körperwahrnehmung.

- Umfassen Sie den Unterarm Ihres Babys mit einer Hand, um ihm Halt zu geben.
- Streichen Sie mit dem Daumen der anderen Hand vom Handballen des Babys über die Handfläche zu den Fingerspitzen hin. Dabei öffnet sich meistens die kleine Hand. (1)
- Streichen Sie jeden Finger einzeln zu den Fingerspitzen hin aus.
- Machen Sie gleichzeitig kleine kreisende Bewegungen mit Daumen und Zeigefinger. Es ist nicht von Bedeutung, an welcher Seite der Hand Sie beginnen. Verlassen Sie sich einfach auf Ihr Gefühl und auf das, was Ihrem Baby gefällt.

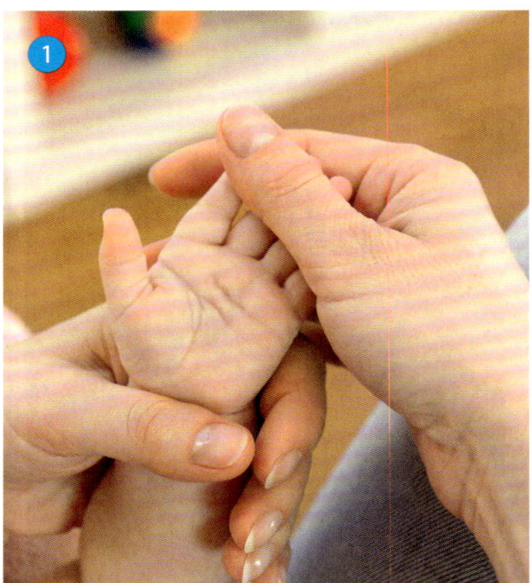

Da Babys individuelle Bedürfnisse haben und sehr unterschiedlich entwickelt sind, ist es möglich, dass eine Greifreaktion ausgelöst wird. Es kann sein, dass das Baby Ihren Finger festhält oder dass es ganz bewusst nach Ihrem Finger greift, um zu spielen. Gehen Sie so darauf ein, wie Sie es beide am liebsten möchten. Die Massage kann auch in ein schönes gemeinsames Spiel mit viel Freude und Fantasie übergehen.

HANDRÜCKEN AUSSTREICHEN

Wirkt entspannend.

- Legen Sie die Hand Ihres Babys auf Ihre eigene Handinnenfläche, sodass Sie mit Ihrer anderen Hand den Handrücken des Babys entspannend ausstreichen können. (2)

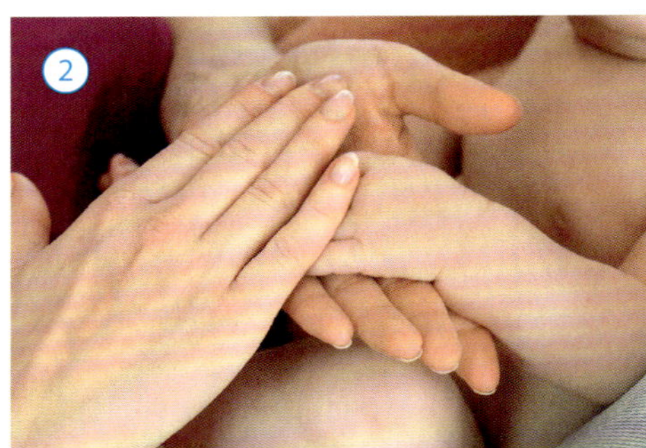

Greifen und Aufgreifen

Babys beobachten gerne, was bei der Handmassage geschieht. Greifen Sie das Interesse Ihres Babys auf und reagieren Sie auf seine Signale zum Beispiel mit einem Fingervers oder -spiel. Schließlich soll die Massage Spaß machen und die Zwiesprache zwischen Ihnen und Ihrem Baby anregen.

KREISE UMS HANDGELENK

Löst emotionales Wohlbefinden aus, regt die sensorische Integration an und stärkt das Immunsystem.

- Halten Sie den Arm Ihres Babys mit beiden Händen am Handgelenk. Malen Sie nun kleine rhythmische Kreise rund um das Handgelenk.

SCHWEDISCHES STREICHEN

Wirkt stimulierend und fördert gleichzeitig die Durchblutung.

- Umschließen Sie den Unterarm Ihres Babys mit den Fingern beider Hände an der Oberseite und den Daumen auf der Unterseite des Armes.
- Streichen Sie nun über den Unterarm zum Oberarm nach oben, Richtung Schulter. 3
- Führen Sie die Finger zurück zum Handgelenk und tauschen Sie die Hände.
- Die zweite Hand kann dann fließend die gleiche Bewegung an der Innenseite der Arme wiederholen.

Durch das Halten des Unterarms vermeiden Sie, dass der Oberarm bei der Massage ins Schultergelenk geschoben wird. Bei jüngeren Babys nehmen Sie für diese Anregung nur ein oder zwei Finger jeder Hand.

Beim schwedischen Streichen führen alle Massagebewegungen zum Körper hin. Es ist wie das indische Streichen, nur in die Gegenrichtung. Dadurch kommt die anregende Wirkung zustande, während die Massage vom Körper weg eine entspannende Wirkung hat.

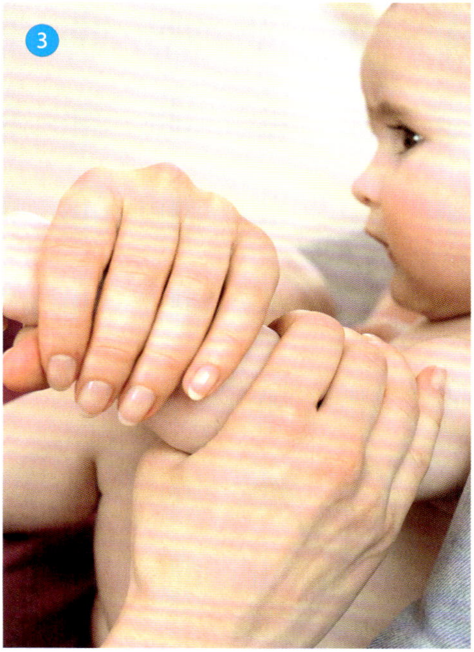

ARMROLLEN

Armrollen macht locker, leicht und fröhlich. Stützt Ihr Baby sich schon auf, kann es auch einem Muskelkater vorbeugen.

- Umschließen Sie mit Ihren Händen möglichst das gesamte Ärmchen des Babys. Ihre Fingerspitzen zeigen in Richtung Oberarm.
- Stellen Sie dabei so viel Körperkontakt wie möglich her. Ihre Hände passen sich stets der Haltung oder den Bewegungen des Armes an. Die Bewegung wird wie beim Bein ausgeführt (Bild siehe Seite 58).
- So kann Ihr Baby entspannt genießen, wenn Sie seinen Arm sanft zwischen Ihren Händen rollen und wiegen. Diese Anregung macht viel Spaß, wenn sie schneller durchgeführt wird.
- Wenn Ihr Baby nach der Massage des ersten Armes noch mag, führen Sie die gleichen Bewegungen am anderen Arm durch.

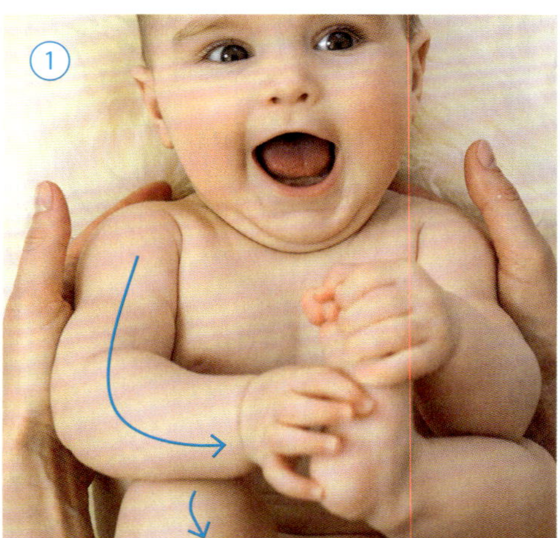

Weitermachen oder aufhören?

Die Massage bedeutet viel Stimulation. Es kann sein, dass Ihr Baby müde ist und Ruhe braucht. Manchmal möchte ein Baby nicht weiter massiert werden. Geben Sie ihm die Möglichkeit, die Dinge zu tun, die gerade mehr Spaß machen. Streichen Sie in diesem Fall den nicht massierten Arm einige Male aus. Dadurch hat das Baby ein annähernd ähnliches Körpergefühl in beiden Armen. Beim nächsten Mal können Sie die Massage mit dem anderen Arm beginnen, damit jeder Arm massiert wird.

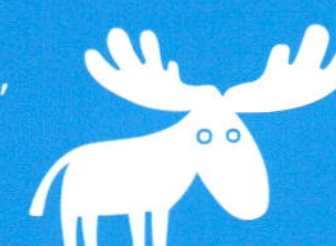

INTEGRATION ARME UND HÄNDE

Fördert die Körperwahrnehmung und regt die sensorische Integration an.

Die Integration will dem Baby ein Gefühl dafür vermitteln, von wo bis wo die Armmassage stattgefunden hat. Der massierte Bereich soll abschließend wieder in den gesamten Körper integriert werden. Auf diese Weise lernt das Baby, sich besser in seinem eigenen Körper zurechtzufinden.

- Als Abschlussritual streichen Sie von den Schultern über die Arme und den ganzen Körper bis zu den Füßen hin aus. (1)

Massagen fürs Gesicht

Das Gesicht wird ohne Öl massiert, damit kein Öl in die Augen des Babys gelangt. Bevor Sie beginnen, suchen Sie zunächst eine angenehme Position für sich und Ihr Kind. Lehnen Sie sich zum Beispiel sitzend mit angewinkelten Beinen an einer Wand an.
Achten Sie darauf, dass Sie während der Gesichtsmassage die Blickfreiheit Ihres Babys nicht mit Ihren Händen einschränken. Manche Babys mögen es nicht, im Gesicht oder im Kopfbereich berührt zu werden. Dann sollten Sie im Moment auch darauf verzichten. Nach einiger Zeit kann sich diese Abneigung legen, und dann haben Sie umso mehr Freude an der Massage.
Sie können die folgende Anleitung dann in Ihrem eigenen Gesicht anwenden. Ihr Baby wird vielleicht Freude daran haben zu beobachten, wie Sie Ihr Gesicht massieren und macht es vielleicht sogar nach. Massagen sind schließlich auch für Eltern wohltuend und angenehm.

Gesichtsmassagen ohne Öl

Weil die Gesichtsmassage ohne Öl erfolgt, eignet sie sich entweder zu Beginn einer Massagesitzung, wenn die Hände noch nicht eingeölt sind, oder am Ende, wenn das Öl an Ihren Händen schon wieder verbraucht ist. Auch zwischendurch kann eine Gesichtsmassage unkompliziert angeboten werden, weil das Aus- und wieder Anziehen des Babys nicht nötig ist. Manchen Babys hilft die Gesichtsmassage auch beim Einschlafen.

STIRN UND AUGENBRAUEN AUSSTREICHEN

Wirkt entspannend.

- Legen Sie Ihre Hände seitlich am Kopf des Babys so ab, dass seine Ohren zum Hören frei bleiben. Ihre Hände ruhen, wenn das Baby es mag. 2
- Ihre Finger oder Daumen liegen auf der Stirnmitte und gleiten synchron seitwärts nach außen in Richtung Schläfen.
- Kommen Sie von beiden Seiten gleichzeitig zurück zur Stirnmitte und wiederholen Sie diese entspannende Bewegung.
- Wenn Ihr Baby im Kopfbereich berührungsempfindlich ist, machen Sie die Massage nur mit den Fingern, ohne den Kopf zu halten.

2

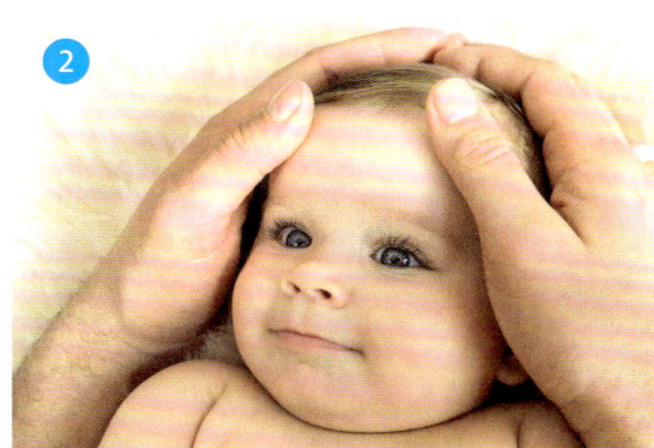

NASENDREIECK

Regt die Durchblutung an, kann Schnupfen lindern und wirkt stimulierend.

- Gleiten Sie mit zwei Fingern von der Nasenwurzel des Babys zu den Nasenflügeln und zurück und dann über die Wangenknochen hinaus. (1)
- Gleiten Sie sanft zurück in die Ausgangsposition an der Nasenwurzel und wiederholen Sie die Massage einige Male.
- Führen Sie die Bewegungen an der Nase ganz sanft durch, um die freie Atmung des Babys zu erhalten.

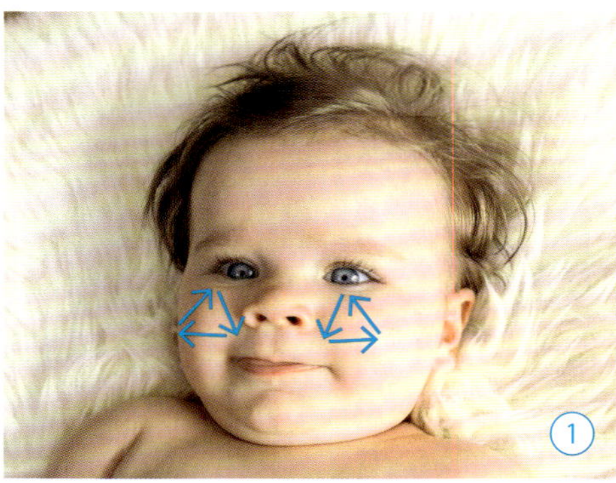

GEMALTES LÄCHELN

Regt die Ausschüttung von Glückshormonen an und kräftigt die Muskulatur für die Sprachentwicklung.

- Malen Sie mit zwei Fingern von der Mitte oberhalb der Lippe ein »Lächeln« zu beiden Seiten hin. Zuerst über der Oberlippe, nach einigen Wiederholungen unter der Unterlippe. (2)

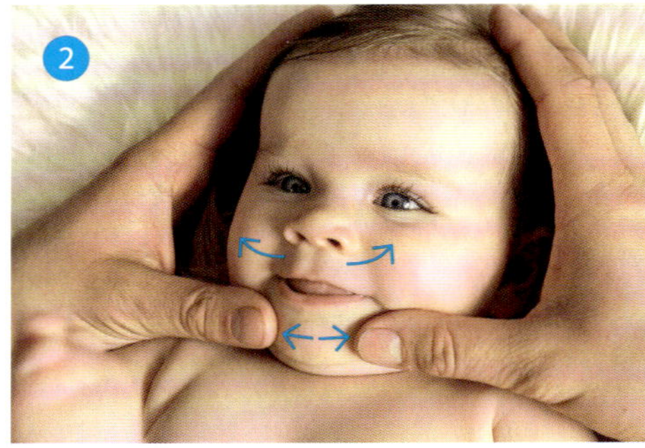

Beim Zahnen kann sich mithilfe dieser Massage das Schmerzempfinden reduzieren. Zahnende Babys genießen es, wenn sie auf der Gaumenleiste massiert werden. Hier wird die Berührung stärker wahrgenommen als der Schmerz (siehe Seite 89).

ENTSPANNENDE KREISE UMS KIEFERGELENK

Löst Spannungen, unterstützt das Kauen beziehungsweise Saugen, das Sprechen und das Gleichgewicht.

- Kleine Kreise mit den Fingern gleichzeitig an beiden Kiefergelenken wirken sehr wohltuend und entspannend. Denn auch Babys können in dieser Region schon Verspannungen haben, zum Beispiel, wenn sie viel weinen. Beim Saugen werden diese Muskeln ebenfalls stark strapaziert.

Möglicherweise erleben Babys ebenso wie Erwachsene emotionale Anspannungen besonders intensiv in ihrem Kiefergelenk.

BERUHIGENDES STREICHEN UM DIE OHREN

Wirkt entspannend, regt die Reflexzonen und die Lymphtätigkeit an.

Diese abschließende Berührung im Gesicht hat sich bei vielen Babys als Einschlafritual bewährt. Manche Babys bringen sich auf diese Weise sogar selbst in den Schlaf.

- Führen Sie Ihre Finger aus der kreisenden Bewegung vom Kiefergelenk um die Ohren und streichen Sie zum Ohrläppchen hin. (3)
- Von dort streichen Sie weiter in Richtung Kinn entlang der Lymphgefäße.
- Vom Kinn aus gleiten Ihre Finger wieder zu den Ohren hin. Mit dieser Bewegung malen Ihre Finger ein Herz um das Gesicht.

Auch mit dieser Übung können Sie sich selbst einen Gefallen tun, wenn Sie schlafen gehen.

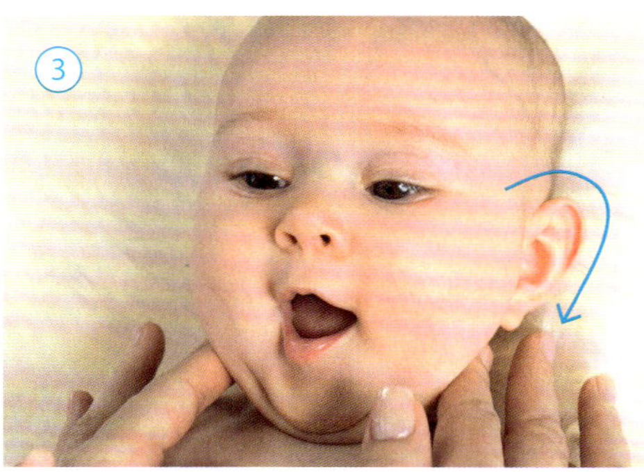

ANREGENDES STREICHEN DER OHREN

Wirkt sehr anregend und stimuliert die Reflexzonen, regt alle Körperfunktionen an, fördert die Konzentration. Achtung: Vor dem Einschlafen ist dieser Massagegriff ungeeignet.

- Streichen Sie mit Ihren Daumen und Zeigefingern die Ohrränder nach außen und anschließend zum Ohrläppchen hin. Dieses aktivierende Streichen wirkt auch bei übermüdeten Eltern oder Schulkindern beim Hausaufgabenmachen, denn es fördert die Konzentration.

Massage für Eltern

Das Gesicht ist ein Körperteil, das Sie sich in bequemer entspannter Haltung auch selbst massieren können. Egal, ob Sie damit Ihr tägliches Körperpflegeritual bereichern oder sich, beispielsweise bei anstrengender Bildschirmarbeit, eine kurze Auszeit gönnen. Gesichtsmassage entspannt auch angestrengte Augen und kann helfen, Müdigkeitskrisen zu überwinden. Probieren Sie es aus! Das anregende Streichen der Ohren erfüllt denselben Zweck.

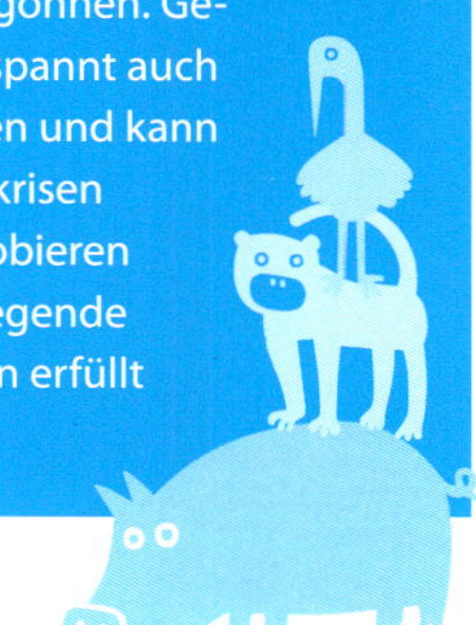

Rückenmassagen

Setzen Sie sich für die Rückenmassage beispielsweise mit einer Decke auf den Boden und lehnen Sie sich möglichst bequem an. Strecken Sie Ihre Beine aus. So kann Ihr Baby mit seinem Oberkörper auf Ihren Beinen etwas erhöht liegen. Die Rückenmuskulatur Ihres Babys wird dadurch entspannt, da es seinen Oberkörper in der Schräglage nicht aufzurichten braucht, um etwas sehen zu können. Angespannte Muskeln sind weniger empfindsam für Berührung. Ein Handtuch über Ihren Beinen verhindert, dass eine Vertiefung zwischen Ihren Beinen entsteht und der Rücken Ihres Babys durchhängt.

Legen Sie Ihr Baby bequem quer auf Ihren Beinen ab, sodass seine Füße keinen Kontakt zur Unterlage haben.

AUSGANGSPOSITION

Zu Beginn jeder Rückenmassage ruhen Ihre Hände quer zur Wirbelsäule parallel auf dem Rücken oberhalb des Pos. Geben Sie Ihrem Baby Zeit, sich auf die Massage einzustellen.

VOR- UND ZURÜCKSTREICHEN

Wirkt anregend, und die Körperwahrnehmung wird stimuliert. Mit diesem Griff überqueren Sie immer die Körpermitte, deshalb fördert er auch das Zusammenspiel der beiden Gehirnhälften.

- Nehmen Sie die Ausgangsposition ein.
- Eine der am Po ruhenden Hände bewegt sich nun vor, in Richtung Hüfte Ihres Babys, die andere Hand zurück zur anderen Hüfte. (1)

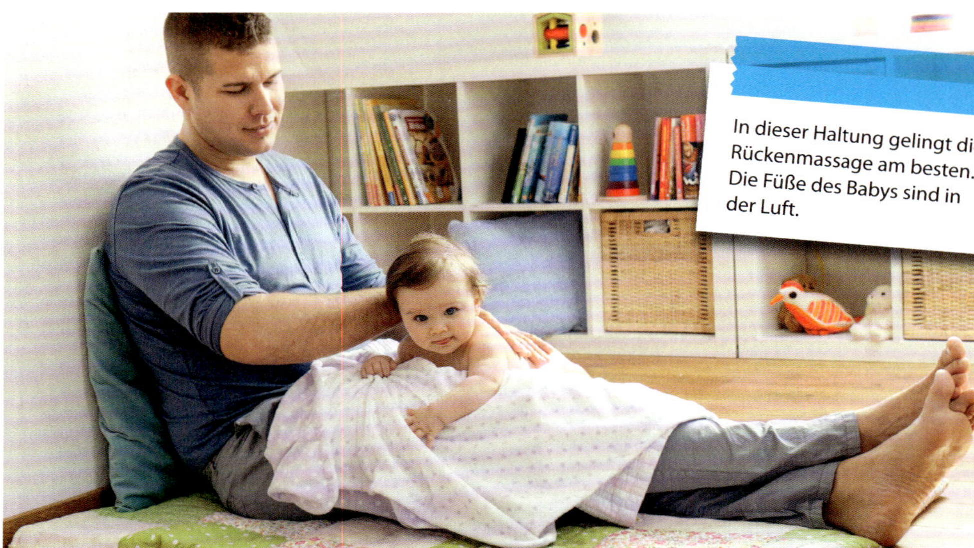

In dieser Haltung gelingt die Rückenmassage am besten. Die Füße des Babys sind in der Luft.

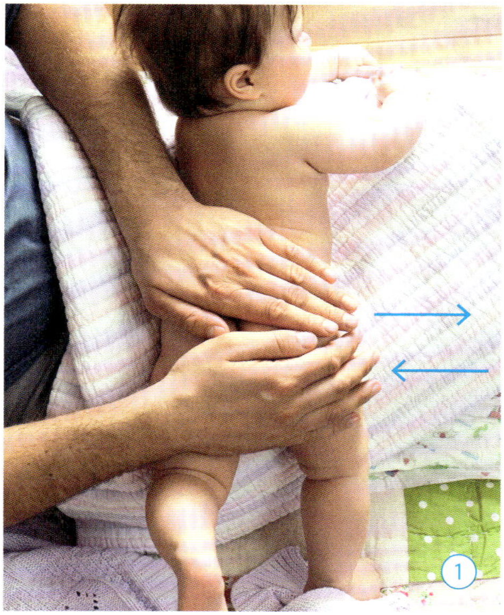

- Wiederholen Sie dieses Streichen gegeneinander.
- Bewegen Sie die Hände dabei langsam in Richtung der Schultern.
- Von den Schultern geht die Bewegung wieder fließend zurück in Richtung Po.
- Machen Sie einige Wiederholungen und beenden diese Bewegung am Gesäß.

RÜCKEN AUSSTREICHEN

Wirkt entspannend.

- Eine Hand ruht auf dem Po.
- Die andere Hand streicht vom Nacken aus über den Rücken zur Hand am Po. 2
- Führen Sie die Hand zurück zur Schulter und wiederholen Sie diese Bewegung.
- Beenden Sie Ihre Massage, wenn beide Hände am Gesäß ruhen oder setzen Sie die Massage mit dem erweiterten Ausstreichen fort.

ERWEITERTES AUSSTREICHEN

Entspannt und regt die Körperwahrnehmung des Babys an.

- Nehmen Sie die zuvor ruhende Hand vom Gesäß zu den Fußgelenken Ihres Babys und unterstützen Sie dort mit einem Finger zwischen den Knöcheln so, dass diese nicht aufeinanderstoßen.
- Machen Sie die Beinbewegungen des Babys mit.
- Nehmen Sie nun die andere Hand vom Po und streichen Sie über die Beine bis zu den Füßen.

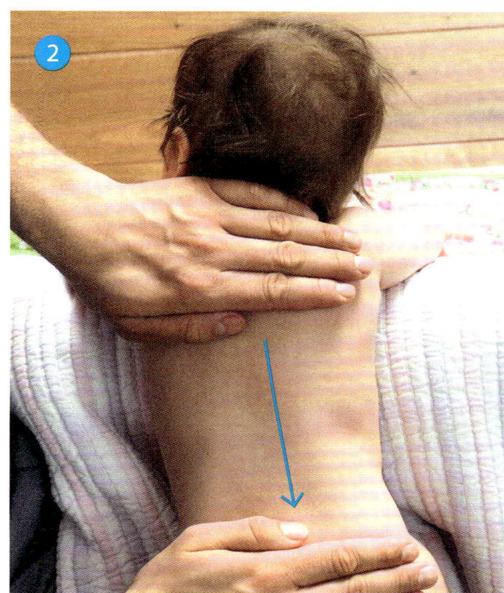

Was löst die Massage aus?

Babys sind sehr individuell. Einige entspannen völlig oder schlafen sogar ein, andere werden durch diese Massage erst richtig munter. Sie möchten sich nach der Massage bewegen und ihre Umgebung erkunden. Lassen Sie sich von den Einfällen Ihres Babys einfach überraschen. Oder singen Sie ein Streichellied. Besonders ältere Babys genießen die Massage länger, wenn sie durch Lieder oder Verse zusätzliche Anregungen erhalten.

KLEINE KREISE AUF DEM RÜCKEN

Lockert die Muskulatur.

- Legen Sie die Hände nacheinander auf den Rücken Ihres Babys oberhalb des Pos.
- Machen Sie kleine kreisende Bewegungen in Richtung der Schultern und wieder zurück.
- Achten Sie darauf, neben der Wirbelsäule und symmetrisch auf beiden Seiten des Rückens zu kreisen. So helfen Sie Ihrem Baby, seine Körperwahrnehmung für beide Körperhälften zu sensibilisieren.
- Alternativ können Sie die Kreise auch mit einer leicht gespreizten, entspannten Hand über beide Seiten gleichzeitig machen. Die andere Hand ruht dabei am Po. (1)
- Vermeiden Sie direkten Druck auf die Wirbelsäule.

RUHIGES STREICHEN

Wirkt entspannend, lädt zum Nachspüren, Ausruhen und Genießen ein.

- Ihre Hände liegen quer nebeneinander auf dem Rücken des Babys. Wenn Sie sich Ihr Baby auf Ihren Bauch legen und Ihr Kind dabei halten, sind die Hände ganz automatisch in der richtigen Position.
- Die obere Hand bleibt an der Schulter liegen, und die untere streicht mehrmals in Richtung Po.

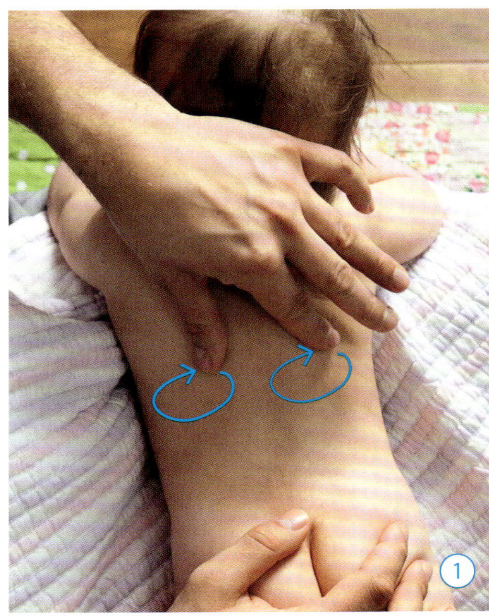

- Verlangsamen Sie allmählich das Tempo, bis auch die zweite Hand ruhig auf dem Rücken oder Po des Kindes liegen bleibt.
- Nun ist Zeit für ein paar entspannende Atemzüge für Sie. Manche Babys schlafen

dabei sogar ein – vielleicht auch Sie beide – genießen Sie es!

Mit sanften Übungen die Entwicklung fördern

Die sanften Übungen machen Spaß und können in verschiedene Spielchen eingebunden werden. Sie können mit Ihrem Baby Rituale entwickeln, die Ihnen beiden gefallen. Geben Sie Ihrem Baby Zeit, sich langsam an die Bewegungen und Haltungen zu gewöhnen, bevor Sie etwas Neues anbieten. Halten Sie Blickkontakt. Beobachten Sie, wie Ihr Baby reagiert. Seien Sie flexibel bei der Massage. Was Ihrem Baby heute gefällt, kann morgen schon ganz anders empfunden werden.

WIE WIRKEN DIE SANFTEN ÜBUNGEN

Die sanften Übungen sind Ganzkörperbewegungen, bei denen die Arme und Beine Ihres Babys über der Körpermitte aufeinander zubewegt werden. Das Baby hat damit die Möglichkeit, seinen Körper zu spüren. Die Bewegungen werden dann über die Körpermitte weitergeführt, sodass die Arme und Beine diagonal verschränkt werden. Das regt Koordination, Beweglichkeit und gleichzeitig die geistige Entwicklung an, weil die rechte Hirnhälfte die linke Körperseite steuert und umgekehrt. Die Überkreuzbewegungen bahnen Verbindungen im Gehirn, die nicht nur aufs Krabbeln und Fortbewegen vorbereiten, sondern generell die Lernfähigkeit fördern. Ihr Kind lernt so viel leichter. Babys stellen sich nach einiger Zeit bewusst auf die Bewegungen ein und wissen schon bald, welche Haltung als Nächstes kommt. Durch die diagonalen Bewegungen über die Körpermitte werden die beiden Hirnhälften miteinander verknüpft.

Ausblick auf die weitere Entwicklung

Diese Art der Überkreuzbewegungen behält weit über die Babyzeit hinaus ihre Bedeutung. Zwar legen wir jetzt damit die Grundlage für Verknüpfungen im Gehirn. Bei späteren Entwicklungsschritten Ihres Kindes ist dies immer wieder ausbaufähig und hilft, die anstehende Lernaufgabe zu meistern. Krabbelt oder läuft Ihr Kind erst selbst, wird es diese Überkreuzbewegung wie selbstverständlich von selbst ausführen.

Im Vorschul- und Grundschulalter können Sie es mit Kinderspielen unterstützen, wie zum Beispiel mit Klatschespielen, Gummitwist oder ähnlichem. Unabhängig von den Körperübungen haben auch alle Massagebewegungen, bei

Behutsamkeit und Vertrauen

Dehnen oder bewegen Sie bei der Massage – und besonders bei den sanften Übungen – Arme und Beine nur so weit, wie es das Baby zulässt. Beobachten Sie Ihr Baby genau und vermeiden Sie unangenehme Berührungen. Hat Ihr Baby erst einmal Vertrauen gefasst, dass Massage etwas Angenehmes ist, wird es ihm immer leichter fallen, sich zu entspannen. Sind die sanften Übungen erst einmal vertraut, darf es bei vielen Babys auch temperamentvoller zugehen.

denen die Körpermitte überkreuzt wird, diesen lernfördernden Effekt, wie Vor- und Zurückstreichen auf dem Rücken auf Seite 72 und Schmetterling auf der Brust auf Seite 63. Versuchen Sie aber nichts zu erzwingen. Ihr Kind entwickelt sich in seinem eigenen Tempo und muss spüren dürfen, dass Sie ihm vertrauen.

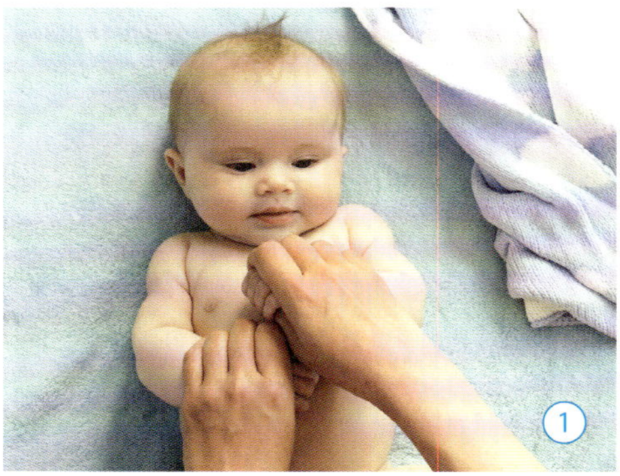

KLEINES UND GROSSES PAKET

Dehnt die Brustmuskulatur und vertieft die Atmung. Verbindet durch die Bewegung über die Körpermitte die beiden Gehirnhälften miteinander.

- Legen Sie Ihr Baby auf den Rücken. Dieses Mal braucht Ihr Baby viel Platz, um Arme und Beine ausstrecken zu können.
- Nehmen Sie spielerisch Kontakt zu den Händen Ihres Kindes auf.
- Wenn Ihr Baby nach Ihren Händen greift, führen Sie sie zusammen und greifen dabei so um, dass Ihre Hände die Bewegung an den Unterarmen des Babys nahe beim Handgelenk führen. Die Fingerchen haben auf diese Weise die Möglichkeit, den eigenen Körper zu ertasten. (1)
- Lassen Sie dem Baby dabei Zeit zum Wahrnehmen.
- Kreuzen Sie nun die Arme vor der Brust: »Das Paket wird ganz klein«.
- Wechseln Sie anschließend die Position der Arme so, dass das Ärmchen, das vorher oben lag, anschließend unter dem anderen Arm liegt. Das fühlt sich ganz anders an als zuvor.
- Geben Sie dem Baby wieder Zeit zum Wahrnehmen. Wiederholen Sie diesen Wechsel noch einmal.
- Führen Sie beide Arme gleichzeitig weit auseinander: »Das Paket wird wieder so groß.«

ARME UND BEINE KREUZEN

Richtet das Gleichgewicht der Wirbelsäule aus. Regt die Koordination von Hand und Fuß und die eigene Körperwahrnehmung an.

- Greifen Sie mit einer Hand zum Unterschenkel der gleichen Körperseite.
- Führen Sie nun dieses Bein mit dem Arm der anderen Körperseite über der Körpermitte zusammen. Geben Sie Zeit für den Hand-Bein-Kontakt. (2)
- Führen Sie die Bewegung weiter, bis das Bein an der Brust liegt und der Arm am Oberschenkel diagonal verschränkt ist.
- Geben Sie Zeit zum Wahrnehmen. Nun wechseln Sie so, dass einmal das Bein und einmal der Arm oberhalb liegen.

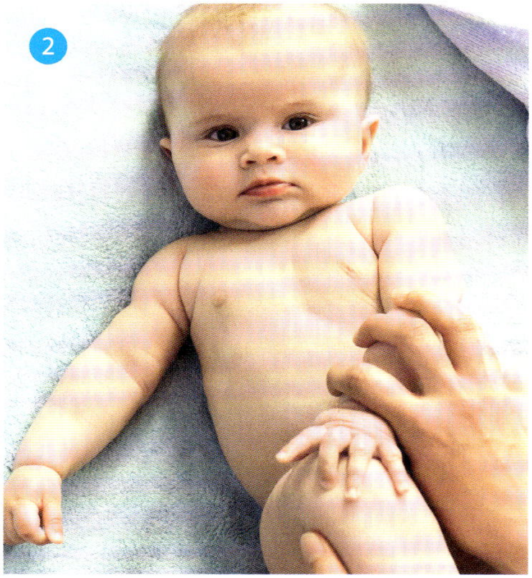

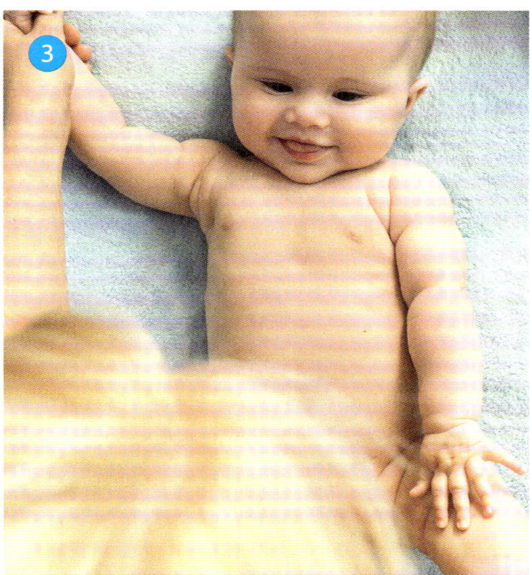

- Dann strecken Sie Arm und Bein wieder in die Ausgangsposition und dehnen auf diese Weise diagonal: »So groß bist du«. 3
- Die Hand am Bein greift zu dem Arm auf derselben Körperseite.
- Die Hand an der Hand greift zum Unterschenkel derselben Körperseite. Der fließende Wechsel erfolgt so, dass immer Körperkontakt bestehen bleibt.
- Wiederholen Sie den beschriebenen Ablauf mit dem anderen Bein und der anderen Hand. Geben Sie jedes Mal Zeit für Hand-Bein-Kontakt und zum Wahrnehmen der Bewegungen.
- Führen Sie die Bewegung weiter, bis das Bein an der Brust liegt und der Arm am Oberschenkel diagonal verschränkt ist.

BEINE ZUM BAUCH

Lässt Winde abgehen, beugt also Blähungen vor und streckt die untere Wirbelsäule.

- Halten Sie beide Beine Ihres Babys an den Unterschenkeln.
- Achten Sie auf den passenden Abstand der beiden Knie voneinander, damit die Hüftgelenke in einer guten Position bleiben. Führen Sie beide Knie zum Bauch (Bild siehe Seite 82).
- Halten Sie dort kurz die Position und führen Sie dann die Beine zurück in die Streckung.
- Wiederholen Sie diese Bewegung, wenn Sie möchten, mit einem Spruch.
- Die gleiche Bewegung machen Sie nun mit beiden Beinchen nacheinander.

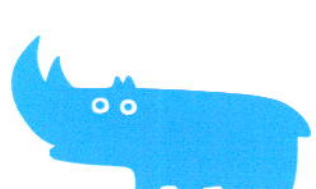

WITZIGES FÜR GESICHT UND RÜCKEN

DER NASENKNOPF

Nehmen Sie die Hand des Babys in Ihre Hand und helfen Sie ihm, mit dem Zeigefinger auf Ihre Nase zu drücken. Jetzt geben Sie einen Laut von sich. Mööp Mööp – zum Beispiel. Immer wieder und immer wieder, wenn das Baby die Nase berührt. Lustig ist es auch, wenn mehrere Personen anwesend sind und das Baby jeden Nasenknopf drücken darf und überall verschiedene Laute zu hören sind. Hup hup, äääääää äääääää, bim bim, trööööt trööt ...

GEHT EIN MANN

Geht ein Mann die Treppe rauf,
Mit zwei Fingern den Arm hinauflaufen.

Klingelingeling, klopfet an,
Zart auf die Stirn klopfen.

Guten Tag, Herr /
Frau Hampelmann.
Die Nase fassen und leicht schütteln.

WO WOHNT DER SCHNEIDER?

»Wo wohnt der Schneider?« –
»Ein Treppchen höher.«
Das Kind sitzt auf dem Schoß. Die Hand des Erwachsenen krabbelt ein kleines Stück von der Hand des Kindes auf den Arm, bleibt stehen und fragt noch einmal:

»Wo wohnt der Schneider?«
Der Erwachsene lässt die Hand ein Stück weiterkrabbeln, fragt immer wieder, erhält Antwort, krabbelt weiter ..., bis die Krabbelhand oben auf der Schulter angelangt ist. Dann fragt die Krabbelhand:

»Soll ich klingeln oder klopfen?«
Das Kind antwortet, oder ältere Kinder antworten für das Baby. Die Hand zieht entweder den Klingelzug am Ohr oder klopft sachte auf die Stirn, mit den Worten:

»Da wohnt der Schneider.«
Das große Hallo über den gefundenen Schneider bezieht sich natürlich auf das Baby oder Kind auf dem Schoß.

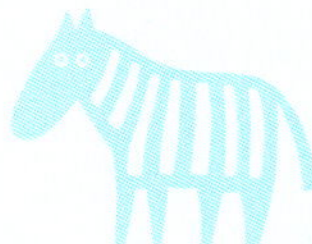

MEIN MUND

Mein Mund kann singen.
Lalala.

Mein Mund kann pusten.
Pusten.

Mein Mund kann schnalzen.
Schnalzen.

Mein Mund kann kauen.
Schmatz, schmatz.

Mein Mund kann beißen.
Schnapp, schnapp.

Mein Mund kann lachen.
Hahaha.

Und mein Mund kann küssen.
Schmatz, schmatz.

PIZZAMASSAGE

Die Pizzamassage ist ein herrlich leckeres Fantasiespiel für Babys ab sechs Monaten. Auch ältere Geschwister haben viel Spaß an dieser Massage.

Ich mach dir eine Pizza!
Erst mal alle Teigzutaten verteilen, dann
kneten und flach drücken,
noch mal kneten.

Jetzt kommt das Sugo drauf,
danach der Belag.

Womit wollen wir die Pizza belegen?
Salami, Käse,
Oliven, Paprika ...

Und jetzt schiebe ich die Pizza
in den Ofen.
Dort wird's ganz heiß.
Nun ist sie fertig.
Und ich schneide sie in Stücke –
mmm, schmeckt die gut!

Den Rücken des Kindes massieren,
leicht kneten, warm rubbeln ...

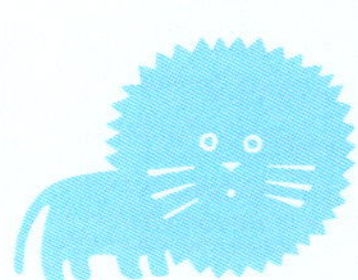

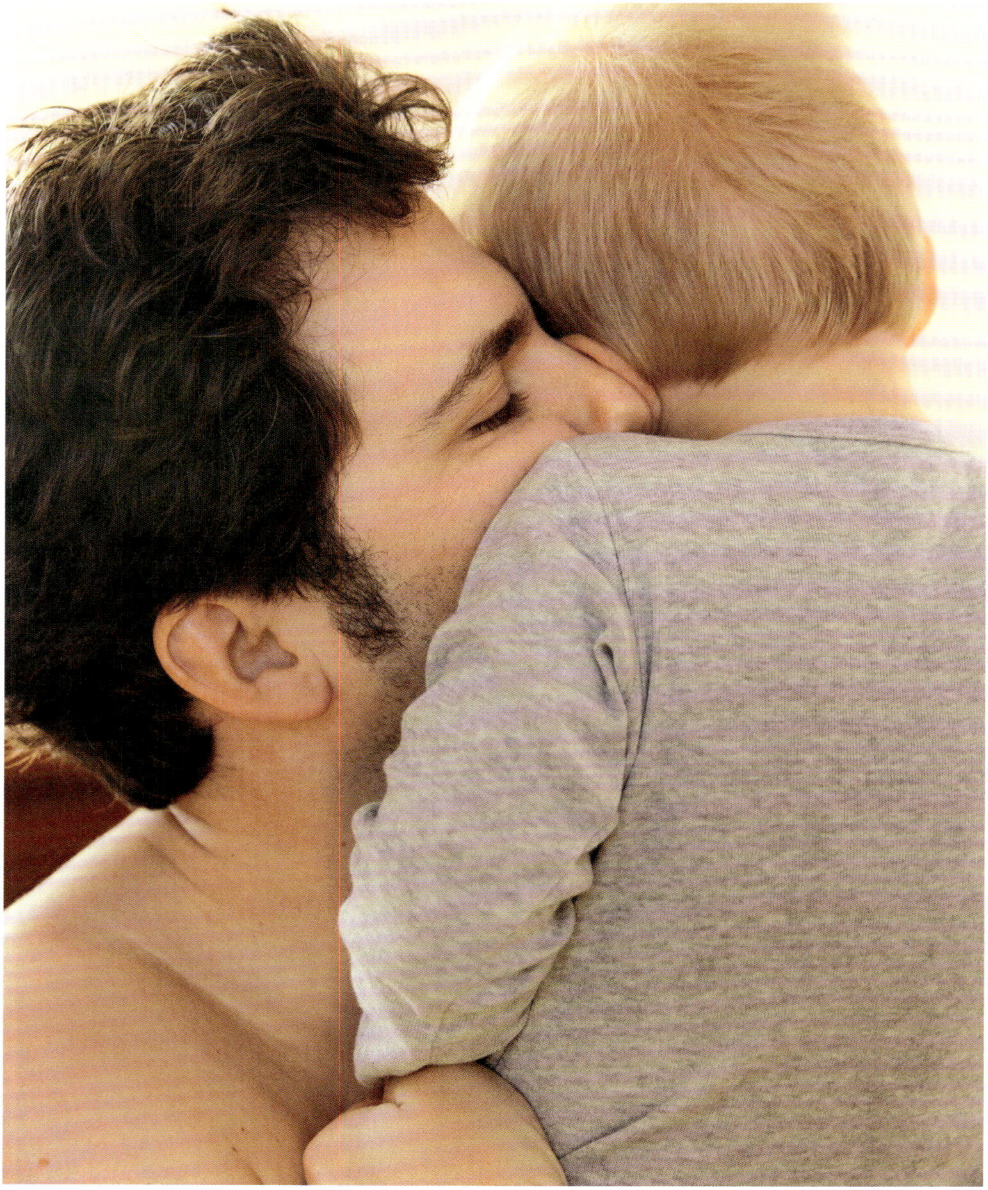

Heilende Unterstützung durch Massagen

Ihr Kind fühlt sich nicht wohl, oder es ist krank? Hier finden Sie Hilfen bei Beschwerden, damit Sie Ihr Baby auch in Ausnahmesituationen einfühlsam begleiten können.

ZUWENDUNG DURCH BERÜHRUNG

Bei Krankheit, Unwohlsein oder Entwicklungsstörungen ist die Ausgangssituation für eine Massage anders als beim gesunden Kind. Aber die Aufmerksamkeit und Zuwendung durch die Massage kann gerade in diesen Situationen heilsam sein und die Entwicklung fördern.

Kindern, die krank sind oder besondere Bedürfnisse haben, tut die liebevolle Berührung und die ihr innewohnende Aufmerksamkeit ganz besonders gut. Die Massage kann beim Heilungsprozess, aber auch begleitend bei der Therapie, im Schmerz oder in der Trauer von elementarer Bedeutung sein. Wichtig: Halten Sie Ihr Kind zuerst, tragen sie es, wickeln sie es

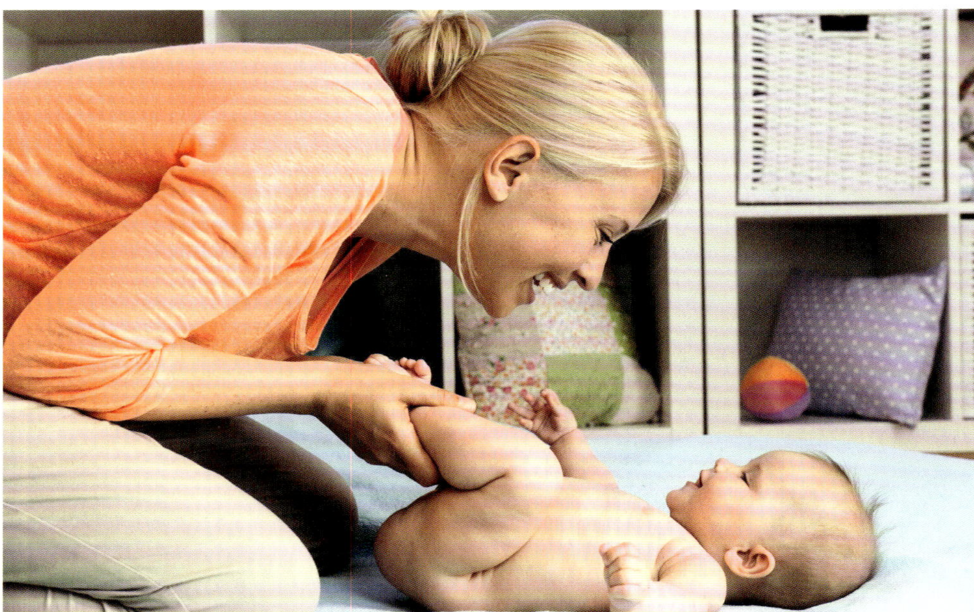

in eine Decke, um ihm Nähe, Geborgenheit und Schutz zu bieten.

Möglichkeiten und Grenzen der Massage

Ist Ihr Baby krank, wird es Ihre Berührungen ganz besonders brauchen, denn der kleine Körper ist geschwächt, und sein Immunsystem läuft auf Hochtouren. Da ist es sehr angenehm, wenn Sie Ihr Kind einfach nah bei sich haben, es streicheln oder halten. Es geht dabei nicht um die Durchführung von Massagegriffen.
Passen Sie die Babymassage an Ihr Kind und seine besonderen Bedürfnisse an. Sie haben die beste Beobachtungsgabe für Ihr Baby und verbringen wahrscheinlich die meiste Zeit mit ihm. Sie als Eltern sind die Experten für Ihr Baby. Sie kennen am besten seine Bedürfnisse, seine Vorlieben und Abneigungen. Sie wissen, wie es sich trösten lässt oder wie es am besten einschlafen kann.

Alles, was Sie aus einer liebevollen, respektvollen Haltung heraus tun, wird Ihr Kind heilsam unterstützen.

Rein technisch angewandte Griffe können hingegen das Dilemma des Kindes eher noch verschärfen. Ihr Kind hat dafür feine Wahrnehmungsantennen.

Verlangen Sie von sich selbst keine Opfer

Liebevolle Haltung bedeutet auch, liebevoll zu sich selbst zu sein. Haben Sie das Gefühl, dass das Leiden des Babys Sie zu sehr mitnimmt, dann holen Sie die Hilfe eines Außenstehenden, dem Sie vertrauen. In so einer Situation kann man die Befindlichkeit des Kindes nicht klar von der eigenen Besorgnis abgrenzen. Es ist ganz normal, dass Sie hier möglicherweise an eine Grenze stoßen. Eine gute Freundin oder jemand, dem Sie sehr vertrauen, kann dazu beitragen, dass Sie Ihre eigene Balance wiederfinden, sodass Sie mit etwas Abstand besser wahrnehmen können, was Ihr Baby braucht.

Suchen Sie ärztlichen Rat

Die hier angeführten Hilfen bei Beschwerden sollen Sie dabei unterstützen, Ausnahmesituationen einfühlsam zu begleiten. Sie ersetzen keine Therapie oder ärztliche Abklärung. Vertrauen Sie auch hier wieder auf Ihr Bauchgefühl. Sind Sie sich über die Beschwerden Ihres Babys unsicher oder bewährte Hausmittel, einschließlich der hier aufgeführten Anregungen, helfen nicht, dann scheuen Sie nicht den Weg zum Kinderarzt.

Entschleunigung und Ruhe

Weniger ist oft mehr. Ruhe, Zeit, Körperkontakt und Verständnis für die besondere Situation helfen Ihrem Baby, seine Krankheit oder sein Unwohlsein leichter zu überwinden. Schaffen Sie für sich und Ihr Baby eine Atmosphäre der Ruhe, der Sicherheit und Würde. Respektieren Sie seine Bedürfnisse. Ruhe und Entschleunigung erleichtern Ihnen den Zugang zu Ihrem Bauchgefühl. Vertrauen Sie darauf.

Was ist Berührungs-entspannung?

Auch ein Baby kann schon lernen zu entspannen. Diese Fähigkeit ist in herausfordernden Situationen sehr hilfreich für Sie und Ihr Kind. Sie können ihm helfen, wenn es schlecht geträumt oder Angst hat, wenn es Schmerzen hat oder weint oder sonst irgendwie aus dem Gleichgewicht gekommen ist.

Koliken oder Blähungen können mit der Berührungsentspannung gelindert werden.

Die Berührungsentspannung ist für viele Babys lange Zeit die geeignete Massagetechnik, um ein Kind nicht zu sehr zu stimulieren. So zum Beispiel bei Frühgeborenen, kranken Babys und bei Babys, die besondere Bedürfnisse haben. Die Berührungsentspannung ist eine Entspannungstechnik, die auch größeren Kindern und Erwachsenen hilft, sich zu beruhigen.

BERÜHRUNGSENTSPANNUNG

- Wählen Sie zum Erlernen der Berührungsentspannung eine Situation, in der Ihr Baby weniger aktiv ist und entspannen kann. Bringen Sie Ihr Baby in eine Wohlfühlposition.
- Geben Sie einer Körperregion, zum Beispiel dem Unterschenkel, mit einer Hand Halt. So kann Ihr Baby leichter loslassen. (1)
- Ihre andere Hand kann am Oberschenkel des gleichen Beines ruhen oder ebenfalls am Unterschenkel.
- Sagen Sie zu Ihrem Baby: »Lass einfach mal los.« Oder: »Schön locker lassen.«
- Gleichzeitig machen Sie mit der ruhenden Hand sehr langsame, rhythmische Bewegungen auf der Stelle, indem Sie mit Ihrer Hand an dem Oberschenkel sanft drücken und den Druck wieder lösen.
- Wiederholen Sie diese Berührung mehrmals.
- Wenn Sie bemerken, dass Ihr Baby mit Entspannung reagiert, loben Sie Ihr Baby, freuen Sie sich mit ihm, dass sich das Bein nun entspannt anfühlt.
- Diese Form der Berührungsentspannung können Sie auch an allen anderen Körperteilen anwenden.

Das »Ritual« braucht einige Wiederholungen, bevor Ihr Baby »gelernt« hat, wie es entspannen kann. Danach wird es jedes Mal entspannen, sobald Sie die Berührungsentspannung mit ihm durchführen.

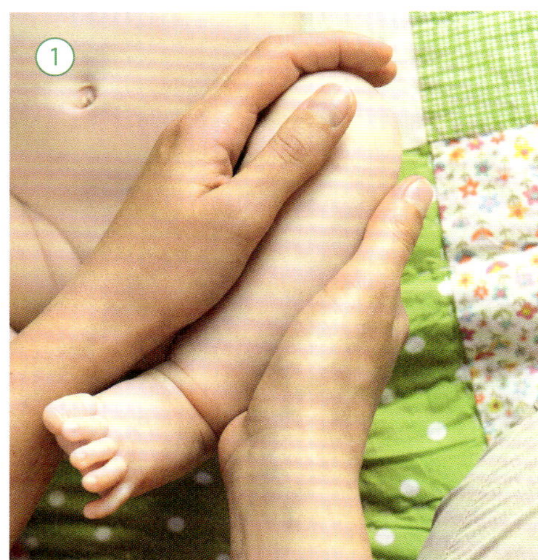

Berührungsempfindlichkeit

Berührungen werden individuell sehr verschieden empfunden. Ab Seite 20 können Sie sich über die Berührungsqualitäten informieren. Probieren Sie aus, was auf Ihr Baby tatsächlich zutrifft.

Ursachen für Berührungsempfindlichkeit

Führt dies alles nicht zum Ziel, können länger zurückliegende Schmerzen oder Verletzungen, an die das Baby bei der Berührung erinnert wird, die Ursache für eine Berührungsempfindlichkeit sein. Das können Erinnerungen an die Geburt oder auch an Unfälle oder medizinische Behandlungen sein.

Babys, die intensivmedizinisch versorgt wurden, haben häufig negative Berührungserfahrungen gemacht. Sie können durch die Massage Berührungen auf eine neue angenehme Weise kennenlernen.

HEILENDE BERÜHRUNGEN

- Berühren Sie Ihr Baby zuerst dort, wo es wenige oder keine negativen Berührungserfahrungen gemacht hat. Für den Anfang ist der Rücken oft am besten geeignet.
- Ihre ruhenden Hände und die Berührungsentspannung sind zu Beginn genug Stimulation für Ihr Kind.
- Wenden Sie an dieser Körperregion vorerst keine anderen Massagegriffe an, dann kann die Massage eine Wohlfühlzeit für Sie und Ihr Baby werden – ohne Erwartungen, Befunde oder therapeutische Ziele. Durch die vielen schönen Momente miteinander wachsen Ihre elterlichen Kompetenzen. Die beste Motivation ist die positive Reaktion Ihres Babys auf die liebevolle Berührung und die respektvolle Kommunikation. So können Sie die Beziehung zu Ihrem Kind stärken.

Warum weint das Baby?

Viele Babys fangen an zu weinen, wenn wir ihnen eine Mütze aufsetzen oder die Kleidung über den Kopf anziehen. Diese Situation erinnert auffallend an die Geburt.
Sie können Ihrem Kind helfen, diesen Schmerz zu überwinden, indem Sie sein Köpfchen in die Hände nehmen, Berührungsentspannung anwenden und ihm zuhören.

Kummer und Schmerz

Fängt Ihr Baby während der Massage an zu weinen und schaut Sie intensiv an, dann will es Ihnen sagen, dass ihm jetzt etwas nicht guttut oder ein anderes Bedürfnis gerade dringender ist. Ihr Bauchgefühl wird Sie dazu führen, was jetzt am besten zu tun ist. Probieren Sie aus, was Ihr Baby jetzt braucht.

Auf Ihre Fragen, wie etwa »Hast du Hunger?« oder »Hast du genug von der Massage?« oder »Tut dir dieser Griff nicht gut? Ist es so besser …?«, wird es mit seinen Körpersignalen antworten (Übersicht siehe Seite 14).

Umschließen und Zuhören

Wenn Sie Ihr Kind dagegen aus seinem Kummer nicht herausholen können und es keinen Blickkontakt sucht und nichts zu helfen scheint, ist die Wahrscheinlichkeit hoch, dass es sich gerade von einem länger zurückliegenden Kummer oder Schmerz befreit. Halten Sie mit der Massage inne, umschließen Sie Ihr Baby liebevoll und hören ihm zu. Keine Angst, Sie haben in diesem Fall mit der Massage nichts falsch gemacht. Im Gegenteil.

Durch die Geborgenheit und das Wohlgefühl bei der Massage kann Ihr Baby genügend Vertrauen und Mut aufbauen, um sich zu öffnen.

Wenn Ihr Baby weint, wenden Sie Berührungsentspannung an und sagen Sie ihm, dass es seine Schmerzen jetzt loslassen kann. Vielleicht erzählt es in geschützter Umgebung noch öfter, bis es sich vollständig entlastet hat. Bei regelmäßigem Zuhören werden Sie feststellen, dass diese Art zu weinen mit der Zeit weniger heftig und seltener wird.

Desorientierung

Unter Desorientierung leiden besonders Neugeborene. Gewohnt an die enge Umhüllung im Mutterleib, sind sie durch die Weite, die sie nach der Geburt erleben, sehr irritiert. Auch größere Babys können durch irgendwelche Ereignisse durcheinandergebracht sein, sodass sie ihr inneres Gleichgewicht nicht wiederfinden. Sie blicken unruhig umher, halten keinen Blickkontakt, fuchteln wild mit Armen und Beinen oder bekommen häufig Schluckauf. Hier sind Sie als Eltern gefragt, Ihr Kind vor zu vielen äußeren Reizen zu schützen und ihm Halt und Orientierung zu geben.

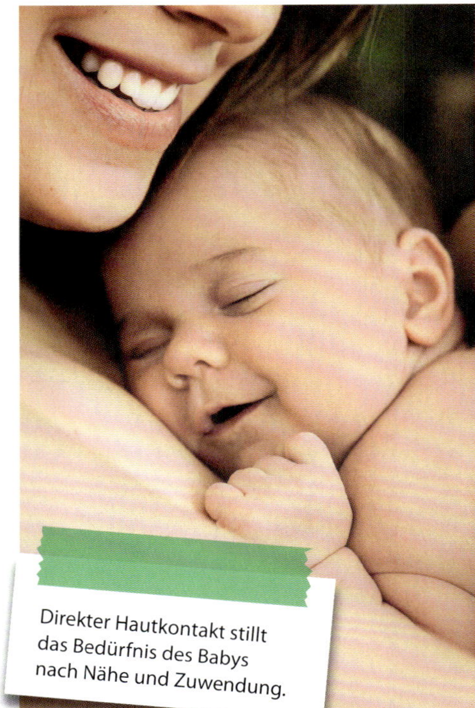

Direkter Hautkontakt stillt das Bedürfnis des Babys nach Nähe und Zuwendung.

Eine Massage kann hier leicht zu viel Stimulation bedeuten. Deshalb beschränken Sie sich vorwiegend auf umschließende Haltungen. Hat Ihr Kind erst die Stresstoleranz entwickelt, dass es Massage zulässt, führen Sie die Griffe betont langsam aus und machen Sie viele Wiederholungen, bevor Sie die Grifftechnik wechseln.

HALTEN BEI DESORIENTIERUNG

Versuchen Sie Ihrem Kind festen Halt zu geben, indem Sie

- es pucken, also fest in eine Babydecke einhüllen,
- seine Hände und/oder Füße zusammenführen und Ihre Hände darauf ruhen lassen oder
- es leicht wiegen oder schaukeln oder
- das Baby auf Ihren Körper legen, umschließend halten und dabei ruhig in den Bauch atmen. (1)

Ihr ruhiger gleichmäßiger Atem wird dem Baby Halt und Orientierung geben, und auch Sie werden in dieser aufreibenden Situation viel besser zur Ruhe kommen können.

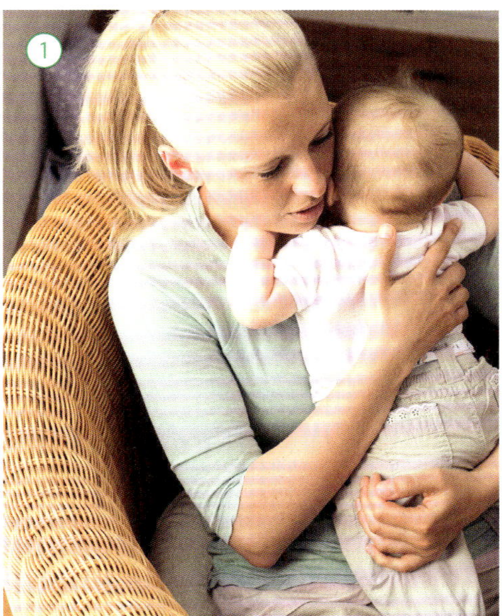

Unruhe

Ein gewisses Maß an Unruhe ist besonders bei neugeborenen Babys normal. Es dauert einfach seine Zeit, bis sich Lebens- und Stillrhythmus einspielen.

Kommen Sie selbst zur Ruhe und schenken Sie ungeteilte Aufmerksamkeit.

Wenn Ihr Kind im engen Körperkontakt Ihren entspannten und gleichmäßigen Atem spürt, hat es das Gefühl, dass es sich an Sie anlehnen kann und sowohl körperlichen als auch seelischen Halt erfährt.

Berührung, Ruhe und Schutz sind hilfreich

Auch die ruhenden Hände auf dem Bauch helfen dem Baby ins Gleichgewicht zu kommen. Die Berührungsentspannung ist eine weitere Möglichkeit, Ihrem Baby beim Entspannen zu helfen. Alle Dinge, die einem desorientierten Baby (siehe oben) helfen, können auch einem Baby, das aus anderen Gründen unruhig ist, von Nutzen sein.
Schützen Sie Ihr Baby möglichst vor Reizüberflutung und probieren Sie mit einem regelmäßigen Massageritual, Ihren Alltag haltgebend zu strukturieren.

Beruhigende Massage

Massagegriffe, die vom Körper wegführen, wie beispielsweise das indische Streichen oder das Ausstreichen des Rückens, wirken entspannend und beruhigend. Manchen Babys hilft auch Stirn und Augenbrauen auszustreichen.

Unwohlsein und Krankheit

Unwohlsein bei Babys kann verschiedene Ursachen haben. Die gängigsten sind:

Erbrechen

Babys, die häufig erbrechen, sind oft sehr empfindsame Naturen, die nicht viel auf einmal verdauen können. Für solche Babys sind Reizabschirmung und Rhythmus besonders wichtig. Massagen in regelmäßigen Abständen können helfen, das unreife Nerven- und Verdauungssystem des Babys zu stabilisieren. Massieren Sie nicht direkt nach, sondern zwischen den Mahlzeiten und nur im ruhigen und aufmerksamen Zustand. Achten Sie besonders auf Rückzugssignale , sodass Sie nur so viel an Anregung geben, wie das Kind auch »verträgt«. Konsultieren sie einen Arzt, wenn das Erbrechen über das harmlose Spucken hinausgeht.

Erkältung

Im Erkältungsfall, besonders zu Beginn einer Erkältung, ist es wichtig, den Wärmehaushalt des Kindes zu unterstützen. Eine durchblutungsfördernde Rückenmassage, Brustmassage oder auch Fußmassage kann die Selbstheilungskräfte gut anregen.

Verwenden Sie für die Massage bei Erkältungen keine scharfen ätherischen Öle. Bewährt hat sich dagegen das wärmefördernde Malvenöl.

Entkleiden Sie zur Massage nur die Körperteile, die gerade massiert werden, damit Ihr Kind nicht unnötig auskühlt. Ist die Nase verstopft, kann die Gesichtsmassage »Nasendreieck« oder die Massage »Stirn und Augenbrauen ausstreichen« Erleichterung schaffen. Die Anleitungen finden Sie auf den Seiten 70 und 69. Auch bei Erkältung im Säuglingsalter ist ärztliche Abklärung wichtig.

Bei starker Verschleimung kann eine Brustmassage auf mechanischem Wege zur Vertiefung der Atmung beitragen. Brustmassagen finden Sie ab Seite 62.

Harmloses Spucken

Wichtig ist es, harmloses Spucken, bei dem sich die Kinder ansonsten normal entwickeln, von krampfhaftem Erbrechen zu unterscheiden. Im ersten Fall kann es helfen, häufiger kleinere Mahlzeiten zu geben. Auch kann es hilfreich sein, Überreizungen zu vermeiden und für einen ruhigen Tagesablauf zu sorgen. Erbricht Ihr Kind dagegen krampfhaft, klären Sie das ärztlich ab. Erbricht es große Mengen, sodass es viel Flüssigkeit verliert, ist ebenfalls ärztliche Hilfe nötig.

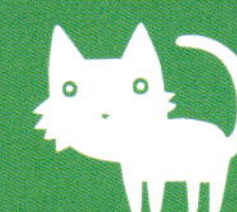

Was tun bei Fieber?

Hat Ihr Kind Fieber, arbeitet das Abwehrsystem schon auf Hochtouren, und die Selbstheilung ist bereits in vollem Gange. Eine Massage würde diesen Prozess nur stören. Ist Ihr Kind dabei sehr unruhig, geben Sie ihm Ihre Nähe, schirmen Sie es von überflüssigen Reizen ab und überreizen Sie es nicht zusätzlich mit Massage.

Muskelverspannung

Bei Muskelverspannungen helfen die Berührungsentspannung und umschließendes Halten. Außerdem sind alle Massagegriffe, die vom Körper wegführen, wie beim indischen Streichen von Seite 54 und 65, entspannend. Achten Sie auf die Reaktionen Ihres Babys, sie zeigen am besten, wobei es entspannen kann. Orthopädisch bedingte Muskelverspannungen klären Sie besser bei Ihrem Kinderarzt ab. Wohltuende Streichmassagen und respektvolle Berührungen können jedoch auch eine osteopathische oder physiotherapeutische Behandlung wirkungsvoll unterstützen und hilfreich sein.

Der Durchbruch der Zähne wird von einem Reifeschritt in der Gehirnentwicklung begleitet. Aus diesem Grund sind Babys in der Zahnungszeit extrem reizempfindlich.

Zahnen

Zahnende Babys haben das verstärkte Bedürfnis, auf etwas Hartem herumzukauen, weil es Schmerz und Missempfindungen beim Durchbruch der Zähne lindert. Die Gesichtsmassage »Lächeln« auf Ober- und Unterlippe kann mit angepasstem Druck ebenso hilfreich sein. Manche Babys beginnen dann auch auf ihrem Finger zu kauen – ein Zeichen, dass es ihnen guttut.

Kreise auf dem Kiefergelenk oder eine sanfte Vibrationsmassage in dem Bereich hilft Babys, die dazu neigen, die Kiefer fest zusammenzupressen. Weil zahnende Babys so empfindlich sind, prüfen Sie genau, ob und welche Art der Massage gerade hilfreich ist. Umschließende Haltungen, Tragen, in den Arm nehmen – eben ganz viel ruhige Körpernähe hilft Babys durch diese anstrengende Zeit. Die beruhigende Massage »Gemaltes Lächeln« finden Sie auf Seite 70.

Schreizeiten meistern

Besonders in den Abendstunden neigen manche Babys regelmäßig zu Unruhe und Weinen. Es ist meist auch die turbulenteste Tageszeit im Familienalltag. Bieten Sie Ihrem Baby ein bis zwei Stunden vorher eine Massage an. Viele Eltern berichten, dass dann die abendliche Unruhe weniger heftig ausfällt und sie auch selber die stressige Abendzeit mit mehr Gelassenheit bewältigen, weil sie gewissermaßen schon vorentspannt sind.

Schreien und Stillen

Es kann auch sein, dass Ihr Kind in schwierigen Zeiten oder bei Stress häufiger gestillt werden möchte, denn Stillen beinhaltet:

- Trost, Nähe und umschließendes Halten,
- Spannungsabbau durch das Saugen,
- die Aufnahme schmerzlindernder und entzündungshemmender Substanzen aus der Muttermilch,
- Stärkung des Immunsystems, wodurch Infektionen besser überwunden werden können.

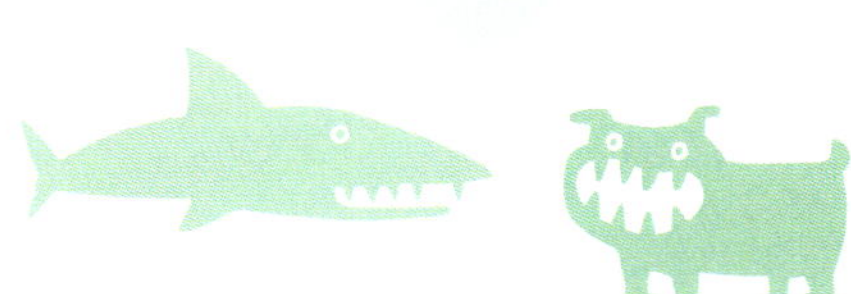

Wenn Sie die Flasche geben

Schwierige Zeiten können jedoch auch ohne zu stillen gemeistert werden. Wenn Sie die Flasche geben, müssen Sie das Baby nur aufmerksamer beobachten, weil das Fläschchen allein nicht so umfassend wirkt wie das Stillen. Schauen Sie genau, was Ihrem Baby wirklich fehlt, um ihm helfen zu können. Babymassage ist ein »Bonbon« aus dem Gesamtpaket der Auswirkungen des Stillens, das Ihnen in schwierigen Zeiten helfen kann, umso mehr, wenn Sie nicht stillen.

Koliken begegnen

Blähungen und Koliken sind besonders in den ersten Lebenswochen ein Problem. Das noch unreife Nerven- und Verdauungssystem hat oft Schwierigkeiten, neben der Nahrung viele Umweltreize zu verdauen. Durch viel hautnahen Körperkontakt und Massagen fördern Sie Nervenreifung und Stresstoleranz Ihres Babys. Ein geregelter Tagesablauf und Reizabschirmung geben Halt und Schutz.

Schreien und Blähungen

Auf das Weinen des Babys möglichst zeitnah zu reagieren beugt Blähungen vor. Denn Ihr Kind schluckt beim langen Schreien viel Luft, die in Form von Blähungen wieder abgeht. So entsteht Schmerz, der zu erneutem Weinen führt – ein Teufelskreis. Reagieren Sie dagegen auf das Weinen sofort, können Sie verhindern, dass es zu erneuten Blähungen kommt. Tragen Sie Ihr Kind viel am Körper. Die Wärme, Nähe und Ihre eigene Körperbewegung wirken dabei auch wie Massage.

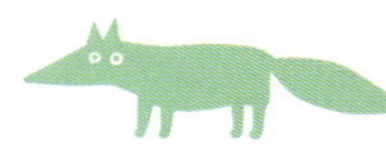

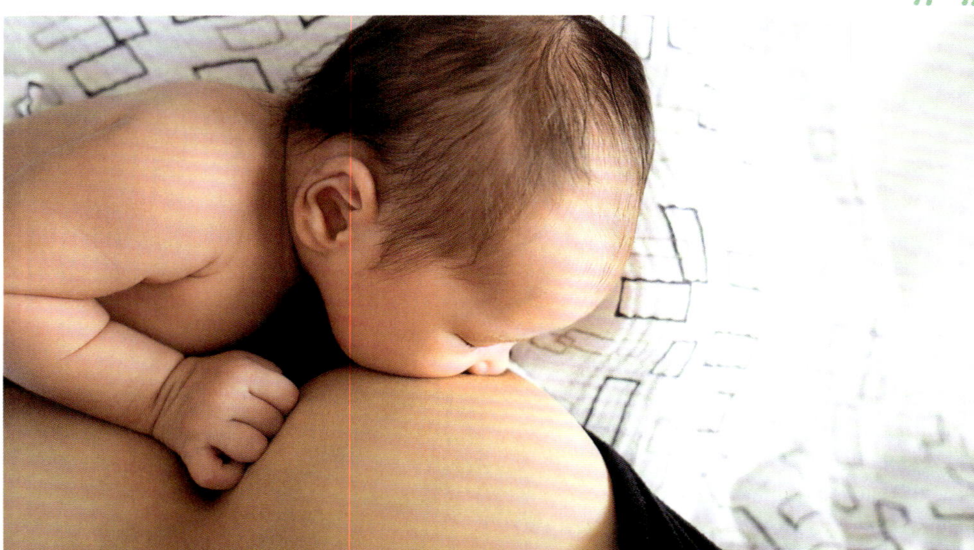

Zur Vorbereitung der Kolikmassage
Die Kolikmassage, die aus Sequenzen der Bauchmassage besteht, nimmt wenig Zeit in Anspruch. Regelmäßig, zu festen Zeiten und in genau festgelegter Griffreihenfolge angewendet, gibt sie dem Alltag Struktur, dem Kind Halt und nimmt ihm die Furcht vor Unerwartetem. Viele Eltern berichten, dass die Darmtätigkeit angeregt wird, dass Blähungen abgehen und ihr Baby weniger weint. Allerdings nur dann, wenn die Kolikmassage regelmäßig gemacht wird. Es ist sinnvoll, einen Zeitpunkt zu wählen, zu dem Ihr Baby keine Blähungen hat.
Aber auch im Akutfall können Sie versuchen, Ihrem Kind mit einer Kolikmassage zu helfen.

VORBEREITUNG KOLIKMASSAGE

- Kommen Sie selbst zur Ruhe. Nutzen Sie eine geeignete Möglichkeit für sich, zu entspannen, sich abzugrenzen, vom Schmerz, Schreien und Stress Ihres Babys.
- Informieren Sie Ihr Kind vor der Massage, damit es nicht erschrickt.
- Sagen Sie Ihrem Baby, dass Sie verstehen, dass es ihm nicht gut geht und dass Sie versuchen, ihm mit der Massage zu helfen. Beobachten Sie die Reaktionen genau. Manche Babys reagieren auch in dieser extremen Schrei- und Schmerzsituation positiv. Wenn nicht, lassen Sie Ihre Hand möglichst lange am Bauch ruhen.
- Bleiben Sie ruhig und »gefühlt« sehr lange in einer bequemen Position. Viele verschiedene Versuche, dem Baby zu helfen, schlagen auch deshalb fehl, weil sich das Baby auf jeden Reiz neu einstellen muss. Das fällt bei Schmerzen besonders schwer.

Die Kolikmassage hilft gegen Blähungen und Koliken bei Verstopfung und wenn Babys exzessiv schreien. Sie wird zweimal am Tag über einen Zeitraum von zwei Wochen regelmäßig angewendet.

KOLIKMASSAGE

- Die Kolikmassage beginnt mit der Übung Wasserrad (siehe Seite 59). Führen Sie sie zum Einstieg sechsmal aus.
- Nun führen Sie beide Beine gebeugt zum Bauch, halten Sie die Knie dort maximal sechs Sekunden. Führen Sie die Beine zurück und strecken sie mit leichtem Wiegen aus (Bild siehe Seite 82).
- Danach führen Sie die Übung Sonne und Mond ebenfalls sechsmal aus (siehe Seite 60).
- Führen Sie dann beide Beine gebeugt zum Bauch, halten Sie dort maximal sechs Sekunden die Knie am Bauch. Führen Sie die Beine zurück und strecken sie mit leichtem Wiegen aus.
- Wiederholen Sie diese gesamte Sequenz dreimal.

Im akuten Fall einer Kolik liegen die Nerven meist blank. Lassen Sie sich am besten bei der Kolikmassage von Ihrer Hebamme oder Babymassagekursleiterin anleiten. Das gibt Ihnen Halt und Sicherheit für die Anwendung zu Hause.

Massage für Babys in Ausnahmesituationen

Vielleicht ist Ihr Baby zu früh geboren, behindert oder schwer krank und Sie sind sich nicht sicher, ob Sie Ihr Kind massieren dürfen?

WENN IHR KIND ERNSTHAFT BEEINTRÄCHTIGT IST

Haben Sie Ihr Kind schon etwas kennengelernt, werden Sie feststellen: Kranke oder behinderte Babys sind einerseits anders, andererseits sind sie in Vielem wie andere Kinder auch. Vielleicht können Sie diese Aussage nur schwer annehmen, denn Ihre Aufmerksamkeit richtete sich bisher auf das, was eben außerhalb der Norm liegt. Vielleicht haben Sie Ängste und Sorgen um Ihr Baby ausgestanden, haben mit Arztterminen, Diagnosen und Therapien viel zu leisten, oder Sie müssen Ihren ganzen Familienalltag auf die besonderen Bedürfnisse Ihres Babys umstellen. Eigentlich haben Sie sich alles ganz anders vorgestellt und Sie fühlen sich von der Normalität ausgeschlossen.

Inseln der Normalität

Hier kann Ihnen die Babymassage, wie sie im Buch beschrieben ist, zu Inseln der Normalität verhelfen. Sie werden feststellen, dass Vieles, was in diesem Buch über gesunde Kinder steht, auch für Babys mit Beeinträchtigung gelten kann. Das Erlebnis ungeteilter Aufmerksamkeit bei der Massage kann Ihnen als Eltern auch zu einem Entspannungseffekt verhelfen, der es Ihnen ermöglicht, Ihre Aufgaben leichter zu tragen.

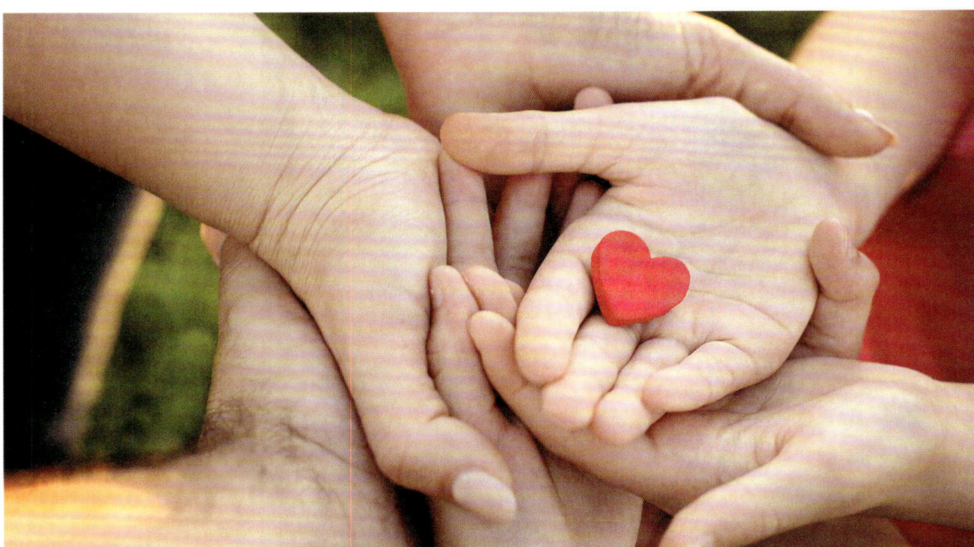

Wenn Ihr Baby es nach einiger Zeit zulässt, berühren Sie auch Fehlbildungen und Narben besonders respektvoll mit ruhenden Händen. Kommt es zu negativen Reaktionen, halten Sie inne und entschuldigen Sie sich bei Ihrem Baby.

Wertvolle Energie wahren

Die Bewusstseinszustände Ihres Babys zu kennen hilft Ihnen und Ihrem kranken Kind. Wenn Sie frühzeitig angemessen darauf reagieren, kann Ihr Baby schneller wieder ins Gleichgewicht kommen. Ihr Baby wird seltener in Stress geraten und benötigt weniger Energie. Diese wertvolle Energie wird für Wachsen und Reifen dringender gebraucht, das gilt ganz besonders für Babys, die zu früh geboren wurden. Wie zeigt Ihnen Ihr Baby, wenn es etwas mag? Wie erkennen Sie, wenn sich Ihr Baby unwohl fühlt und Ihre Hilfe braucht? Machen Sie sich mit seinen typischen Signalen vertraut, wie sie auf Seite 14 geschildert werden. Die Aufstellung mit den Bewusstseinszuständen finden Sie auf Seite 12.

UNTERSTÜTZUNG FÜR FRÜHCHEN

Das Wichtigste, was Sie für Ihr zu früh geborenes Baby tun können, ist ihm zu helfen, damit es Angst und Schmerzen loslassen kann, und dafür zu sorgen, dass es trotz der vorzeitigen Geburt die Bindung zu Ihnen spürt. Bevor Sie Ihr Kind berühren, beobachten Sie es eine Weile, um seine momentane Verfassung zu ergründen und sich ganz auf das kleine Wesen einzustellen. Berühren Sie es nicht unvermittelt und ohne Vorankündigung. Für zu früh geborene Babys sind häufig umschließende Haltungen und ruhende Hände genug Stimulation. Die Kolikmassage ist da eine Ausnahme.

Ist mein Kind ein Schreibaby?

Die Fachliteratur hat folgende Definition festgelegt: Wenn ein Kind mehr als drei Stunden am Tag an mindestens drei Tagen in der Woche über mehr als drei Wochen lang schreit, lautet die nüchterne Definition: »Schreibaby« (nach: Wessel, *Regulationsstörungen der frühen Kindheit*). Hilfe holen sollten Sie sich jedoch, sobald das Schreien Ihres Babys Ihnen als Eltern zu viel wird und Ihre Kräfte zur Neige gehen.

Besonderheit Schreibabys

Nur an Zahlen, wie in der Definition für Schreibabys im Kasten oben, lässt sich das Belastungsempfinden der geplagten Eltern schwer festmachen. Wenn es für Sie als Eltern zum Problem wird, das häufige Schreien des Kindes zu ertragen, Sie selbst keine Ruhe mehr finden und an den Rand Ihrer Kräfte geraten, besteht Handlungsbedarf. Die hier gegebenen Anregungen sollen Ihnen helfen, Ihr Baby besser zu verstehen, sicher und respektvoll mit Ihrem Kind zu kommunizieren, auf seine Signale angemessen zu reagieren und auch sich selbst nicht zu vergessen. In vielen Fällen wird das auch dem häufigen Schreien die Grundlage nehmen.

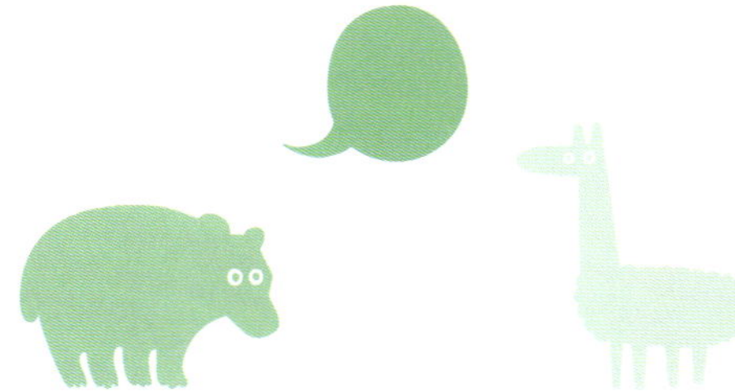

KINDERARZT UND SCHREIAMBULANZ

Wenn das alles nicht hilft, holen Sie sich unverzüglich Hilfe beim Kinderarzt. Vielerorts gibt es mittlerweile auch Schreiambulanzen und Fachleute für Emotionelle Erste Hilfe. Kindern, die zum Beispiel an einer Wirbelblockade leiden, kann mit manuellen Techniken schnell geholfen werden.

Therapie wirken lassen

Begleitend zu einer solchen Therapie ist es wichtig, besonders einfühlsam vorzugehen, wenn Sie Ihr Kind massieren wollen. Berührungsentspannung, umschließende Haltungen, sanftes Streichen, um die Körperwahrnehmung zu verbessern und Ihrem Kind Nähe zu geben, reichen aus.

Hilfe und Beistand im Alltag

Eine weitere Hilfe, die Sie in einer »Schreikindsituation« keinesfalls ausschlagen sollten, ist die Hilfe im Alltag und der Beistand von Familie und Freunden. Schauen Sie auch in die »Schatzinseln« für Eltern ab Seite 28.

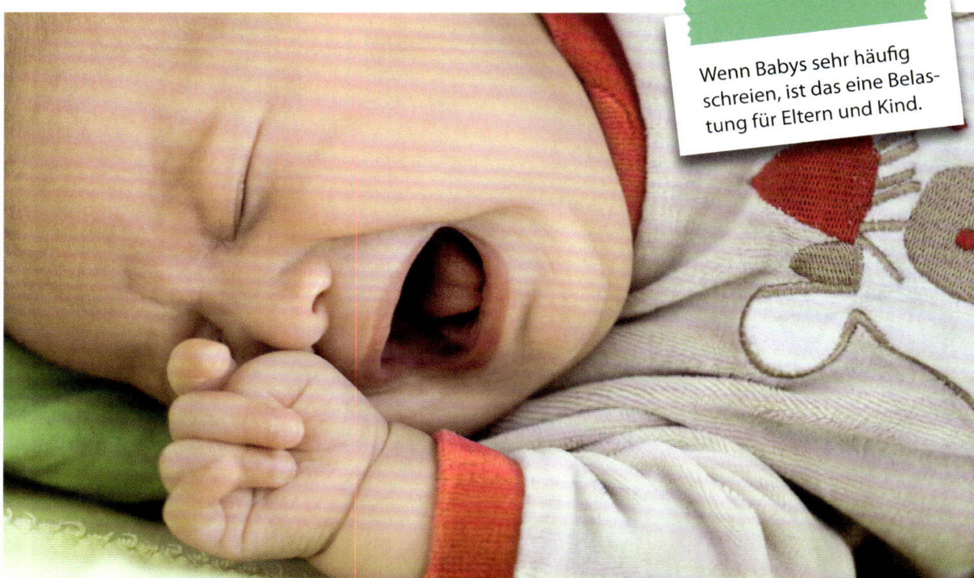

Wenn Babys sehr häufig schreien, ist das eine Belastung für Eltern und Kind.

DIE WERDEN SIE AUCH LIEBEN.

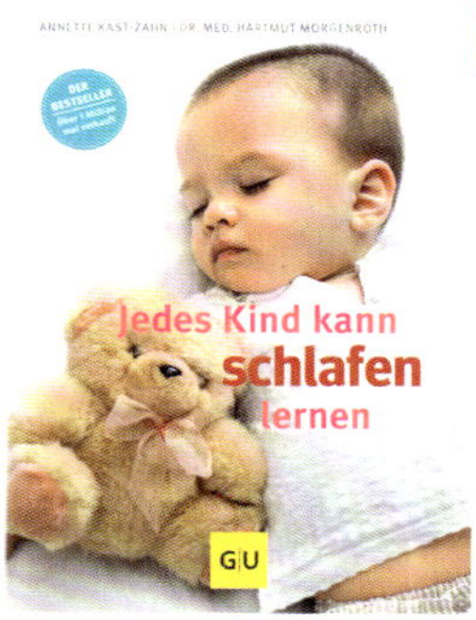

ISBN 978-3-8338-3618-3

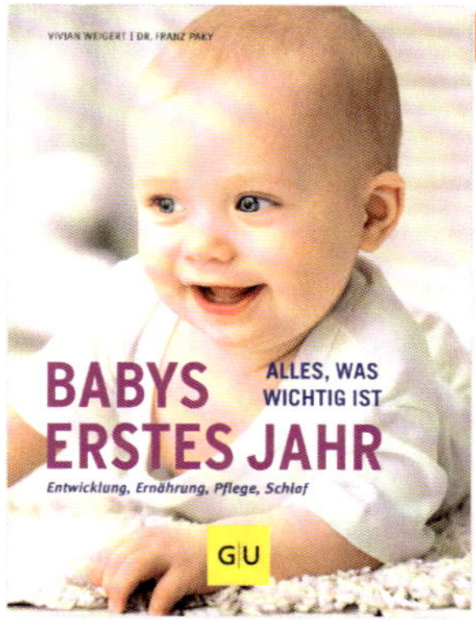

ISBN 978-3-8338-4455-3

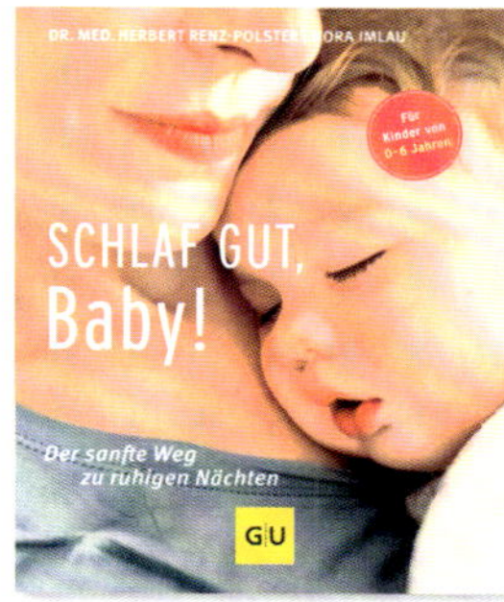

ISBN 978-3-8338-4598-7

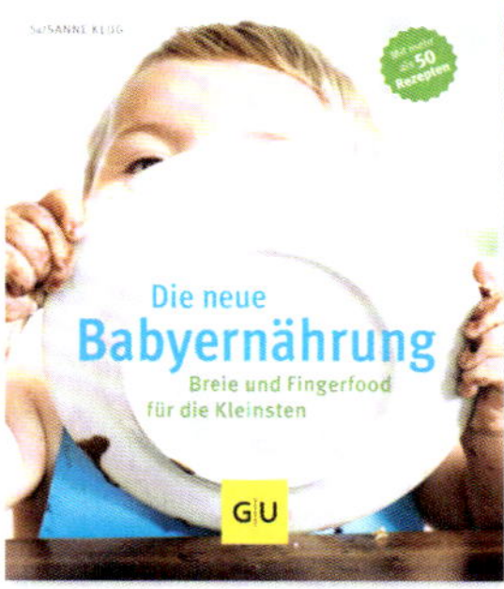

ISBN 978-3-8338-3318-2

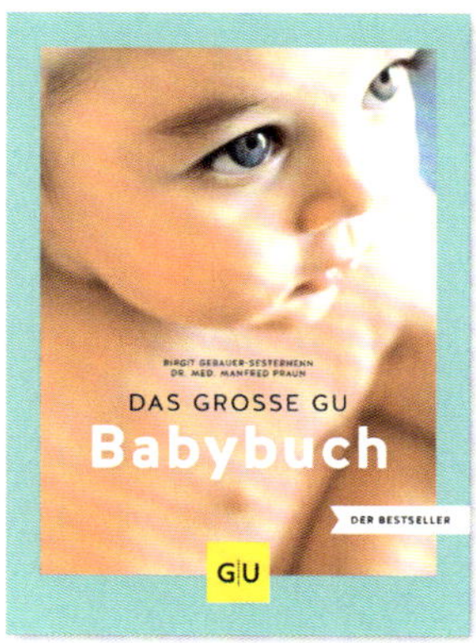

ISBN 978-3-8338-7219-8

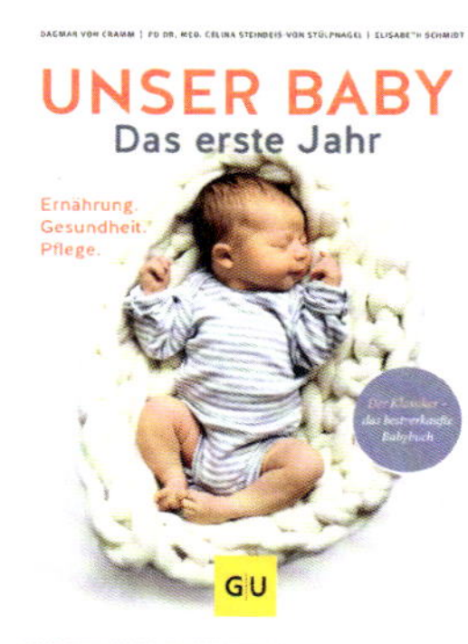

ISBN 978-3-8338-6195-6

e Auch als eBook erhältlich.

GU

Mehr von GU auf **www.gu.de** und **facebook.com/gu.verlag**

IMPRESSUM

Text:
Bärbel Hauswald, Sabine Bohlmann

Satz, Lektorat & Herstellung:
bookwise GmbH, München

Covergestaltung:
ki 36, Sabine Krohberger

Bildnachweis:
Cover: plainpicture/Mattias Nilsson
Innen: Alimdi: 80; Sabine Bohlmann: 37; Petra Ender: 4, 8, 15, 18, 19, 22, 38, 41, 48, 50, 53-58, 59b, 61b, 62-77, 82, 84, 87; Fotolia: 44; Getty Images: 13; iStock: 92; Mauritius Images: 7; Plainpicture: 26, 94; Julian Rentzsch (Illustrationen): 59a, 60, 61a; Stocksy: 21, 29, 30, 86, 90

Druck und Bindung:
Aumüller Druck GmbH & Co. KG in Regensburg

FSC
www.fsc.org
MIX
Papier aus verantwortungsvollen Quellen
FSC® C017373